中医四季卷舒美容

主编　胡冬裴　顾云之　王　薇

上海浦江教育出版社
（原上海中医药大学出版社）

图书在版编目 (CIP) 数据

中医四季卷舒美容 / 胡冬裴，顾云之，王薇主编 .
—上海：上海浦江教育出版社有限公司，2020.12
ISBN 978 – 7 – 81121 – 686– 8

Ⅰ . ①中… 　Ⅱ . ①胡… ②顾… ③王… 　Ⅲ . ①美
容 – 中医学 　Ⅳ . ① R 275

中国版本图书馆 CIP 数据核字 (2020) 第 254059 号

ZHONGYI SIJI JUANSHU MEIRONG
中医四季卷舒美容

上海浦江教育出版社（原上海中医药大学出版社）出版发行
社址：上海海港大道 1550 号上海海事大学校内 　邮政编码：201306
分社：上海蔡伦路 1200 号上海中医药大学校内 　邮政编码：201203
电话：(021)38284912(发行) 　38284923(总编室) 　38284910(传真)
E-mail: cbs@shmtu.edu.cn 　URL: http://www.pujiangpress.cn
上海商务联西印刷有限公司印装
幅面尺寸：170 mm × 230 mm 　印张：8.75 　字数：149 千字
2020 年 12 月第 1 版 　2020 年 12 月第 1 次印刷
策划编辑：张怡 　责任编辑：黄健 　张怡 　封面设计：刘严
定价：60.00 元

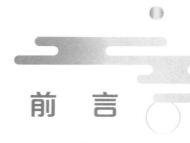

前　言

　　美容之道，难矣，亦易也。所难者，莫甚于知时辨体；所易者则在于明理守法。时有春、夏、长夏、秋、冬，温、热、湿、燥、寒之分，体有阴、阳、强、弱、寒、热、虚、实之别，法有攻、补、散、和，按、推、揉、抹之异，唯有事事明了，方可美到其处。

　　美容之书，汗牛充栋，而专论四季卷舒美容者未曾有之。笔者精心研究岐黄之要，汲取阴阳五行卷舒之旨，阐发四季卷舒美容之义。阴阳五行卷舒理论植根于中国哲学，传承岐黄之道，突出天人相应整体观。强调人体五脏与外界环境存在着相互通应的关系，风、暑、湿、燥、寒内应肝、心、脾、肺、肾五脏，并与春、夏、长夏、秋、冬时令相应。顺应时令养生，能有效地达到阴阳平衡、五行生克制化的状态，即达到阴阳五行卷舒的健康境界。全书以中国哲学为基，以中医中药为本，以文化传承为脉，融入"火得水助水得火益""上下相济、水火既济""水火相交、既济成泰""阳舒阴布、阴平阳秘""阴阳平衡、交泰健康"的阴阳五行卷舒理念，在熙熙攘攘的医学一隅，精调草石，施展中药饮片、药茶、针灸、推拿等阴阳五行卷舒之术，构筑层次丰富的中医美容体系。本书冀将四季卷舒美容之奥理，融入浅显文字之中，以尽展四季卷舒美容之术，望施术者随春生、夏长、长夏化、秋收、冬藏之候，更审体质之差异，施行不同之方法，则其所难者亦不见为难矣。愿读是书者识时令、用时法、防时弊，随时斟酌，美丽一生。

胡冬裴

2020年9月

目　录

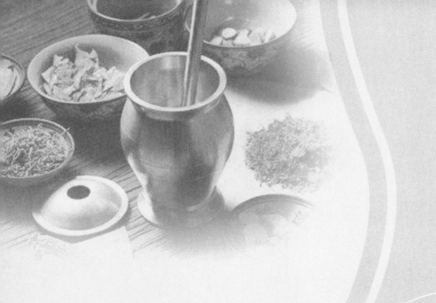

第一篇 概述

1 四季卷舒美容理念

面如桃花，肤若凝脂，是每一个爱美人士的高尚追求。这不是梦想而是现实，而把梦想变成现实的正是四季美容的健康理念，它充分体现了阴阳五行卷舒理论。所谓卷舒者，卷，曲也；舒，展也，伸也。卷舒之义，即比喻云卷云舒，阳气随四季生长化收藏的过程，亦比喻书帙之卷舒，有层次、分理之义。阴阳五行卷舒理论强调天人相应的整体观。人与自然是一个有机的整体，自然界的气候变化能直接或间接地影响人体，只有把握时令变化，顺应四季美容，才能有效地达到阴阳平衡、五行生克平衡的状态，即达到阴阳五行卷舒、健康美容的全新境界。

人体五脏与外界环境存在着相互通应、收受的关系，风、暑（火）、湿、燥、寒内应肝、心、脾、肺、肾五脏，并与春、夏、长夏、秋、冬五时相应，季节与人体五脏之间存在着特殊的易感性。天地四季相保，四季正常更迭；天地四季相失，则五脏之气逆乱。四季五时不正之气会导致五脏不同病证，影响健康肌肤，故善美容者，必然顺应天时，唯有顺应四季变化，树立四季卷舒美容新理念，掌握四季卷舒美容新方法，才能有效保持健康玉容。

2 四季美容卷舒之道

从美容范畴区分，有医学美容和生活美容之分。医学美容包括整形美容和中医美容。其中倾向西医手段，以整形外科为主的称为整形美容，即通过手术达到美容的目的。其有丰乳、隆鼻、下颌整复术、眼皮整复术、疤痕修复术、抽脂术等等，能改变一些先天性的不良面容。四季卷舒美容属于中医美容，强调天人合一，因时施容，因人施容，采用中药内服和外用相结合的治疗手段，充分体现了中医理论的整体观念和辨证论治特点，与整形外科美容形成有效互补，内外兼顾。四季美容又不同于一般的生活美容，其不主张简单、单一地外用护肤品、化妆品，更强调健康，即阴阳平衡。健康是美的基础，没有健康，就无所谓美丽，而要保持健康就要了解怎样顺应四季的阴阳五行卷舒之道，这是美容的关键所在。

四季卷舒美容理论认为，有诸内必形诸外，任何外在局部的表现都有其内在的生理病理基础，而普通美容方法只注重针对局部皮肤进行处理，往往忽视从整体观念出发，没有把局部与整体内在联系起来，因此主要以外用护肤品为主，着眼于局部。而四季卷舒美容，在整体观的指导下，坚持整体合一、辨证施治、内外兼治、诸法并施的原则：在内，通过兼顾不同体质、肤质，内调脏腑功能，令气血充盛，肝气畅达，体内正气得以滋养外表；在外，注重中药药膜外用，营养肌肤，透皮吸收，辅助以局部穴位按摩，疏通经络，改变局部皮肤血液循环，加快新陈代谢，增加局部的氧气供应，促使皮肤细胞分裂增殖，令皮肤红润、光洁、细腻，富有弹性，显现健康的皮肤色泽。其效果明显优于普通美容，不仅病理性皮肤改善快，停药后亦无反弹，从根本上改善了皮肤问题。四季卷舒美容充分体现出美容与调治相结合、美容与心身健康相结合、内治与外治相结合的特点，通过心身的调节，真正将内在的健康表现于外，体现出健康之美。

3 四季卷舒美容优势独具

四季卷舒美容强调适应四季气候特点进行美容，取材于天然药品，不滥用化学药物，和中医中药学紧密结合，融美容保健和美容治疗为一体，占有独特的优势。

四季卷舒美容具有崇尚自然无毒美容、形神协调整体美容、量体施容辨证美容、经皮渗透内外合治、调养兼顾防治并举等特点。在方法上，集外用美容品、内服美容方、美容药膳，针、灸、按摩美容于一体，通过药饵、饮食、针灸、推拿等方法，全面调节人体系统，使人体系统实现自组织、自稳态，从而将生命活动调整到最佳状态。同时根据不同时令选用不同方药，结合每一个生命的生理特点进行有效调治，强调个体化差异，讲究度身订造、个性化护理，灵活多变，方法多样，疗效显著，较之仅注重局部皮肤营养而达到美化容颜的一般美容，有着不可比拟的优势，它必将成为未来美容之趋势。

中医美容历史悠久。我们浏览170多种与美容相关的中医历代文献，发现内服、外用中药达300多种，尤以补益药、理气药、活血药、清热药、祛风药最多。以人工合成的化学品为主要原料的化妆品因其毒副作用、过敏反应等缺陷的凸显，使人们不得不探索自然植物在化妆品中的运用。目前各类化妆品、食品、茶饮、沐浴品中使用的本草药物及植物已达到500多种。随着崇尚自然、回归自然的呼声不断高涨，具有纯天然属性、低毒副作用，符合当今世界崇尚环保、崇尚自然潮流的中药和天然植物，理所当然地成为美容品发展的新趋势。四季卷舒美容崇尚整体观念、辨证论治，其推崇使人由内而外变美丽的方法，经过了千百年的验证，因此任何力量也挡不住其迅猛发展的势头，中医四季卷舒美容必将以前所未有的速度、不可抗拒的魅力走向世界。

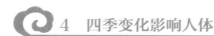

4 四季变化影响人体

　　根据天人相应、天人合一的理论，人体气血受到五时气候的影响，发生周期性的盛衰变化。五脏各有所主的季节，要注意不同的季节，适合时宜地保护和促进脏腑组织的生理功能。五时之气，各有其变化特点。春季是万物推陈出新的季节，天地间生气发动，万物欣欣向荣，人们可以晚一些睡觉，早一些起床，到庭院中缓缓散步，披散头发，舒缓体形，使情志舒畅，像对待出生的万物一样，使其生长，使其升发，以符合春天调养"生气"的机理。夏季是万物繁荣秀丽的季节，人们应晚些睡觉，早些起床，不要烦恼夏天日长天热；应像对待花苞植物、促其成秀一样，让体内的阳气能向外宣通开发；保持心情愉快，不要发怒，以符合夏天调养"长气"的机理。长夏，是指夏秋之间，此时在中原一带天之阳热下降，地之湿气上腾，为一年中湿气最盛的时节，湿热熏蒸，人在其中易感受湿邪；此外，淋雨涉水、水上作业、久居潮湿之地、长期在潮湿环境中工作、汗湿浸渍等情况，均可使人感受湿邪而为病。脾失健运，水湿内停，亦易招致湿邪为病。湿邪为患，四季均可。所谓湿邪，本意即湿度大、水分多，指的是自然界中导致人体患病后表现出重浊、黏滞、趋下等病症特性的外邪。此时，人体组织易出现秽浊黏滞表现，可见面垢、眵（眼屎）多、疮疡、湿疹、脓水秽浊等病症。人们应避免湿浊影响，注意休息，经常通风，及时洁肤，保持皮肤干净。秋季是万物成熟和收成的季节，天气转凉，风声劲急，地气清肃，万物变色，人们应该早睡早起，使情志安逸宁静，以缓和秋天清肃气候对人体的影响，收敛神气，使其得以平衡，符合秋天调养"收气"的机理。冬季是万物生机潜藏的季节，河水冰冻，地面开裂，人们不该扰动阳气，应该早些睡觉，晚些起床，以太阳起落为标准；避免严寒，保持温暖，不要使皮肤开泄出汗，致闭藏的阳气受到影响，以符合冬天调养"藏气"的机理。春夏所保养的阳气，为秋冬的收藏做好了准备；秋冬所保养的阴气，又为翌年春夏的生长做好了准备。人禀天地之气而生，天地之气与人体之气息息相通。自然界的阴阳变化，四季更替，日夜轮回，不断地影响着人体的生命活动。所以要想体现出自然、内在的健康美丽，必须进行自我调节，注意适应四季气候的变化，避免外界气候变化带来的不利影响，以确保正常的生理活动。只有内在脏腑组织功能正常，才能体现出外在的皮肤、容貌之美。

这也就是四季卷舒之道。

若违反起卧规律，便会损伤人体，受到自然规律的惩罚。违背春生的规律，肝气就不能升发，则肝气内郁而发生病变；违背夏长的规律，心气就不能生长，则心气内虚；违背秋收的规律，肺气就不能收敛，则肺热而发生病变；违背冬藏的规律，肾气就不能潜藏，久之则肾气衰弱。经常熬夜、睡眠不足、生活没有规律、性生活过度等，不同程度地耗伤人体肾中的精气，出现面色黧黑、黑眼圈就是明显的例证。

春天多风邪为患，皮肤易敏感，过敏瘙痒多发，须在普通美容保养中，加入清凉、祛风之品，如荆芥、薄荷、菊花、桑叶之类；夏天多热邪为患，皮肤易感染，痘疹多发，日晒严重，紫外线损伤皮肤，易生黑斑，须在美容保养中加适量的寒凉之品，如黄连、黄芩、石膏、知母之类；长夏多湿邪为患，皮肤多油腻生痘，须在美容保养中加适量祛湿之品，如藿香、佩兰之类；秋天多燥邪为患，皮肤干燥、皲裂、枯暗、无光泽，须在美容保养中加入润养肺阴、气分之品，如杏仁、苏叶、桔梗、沙参之类；冬天多寒邪为患，皮肤受寒冷刺激出现血脉不和的面色，紫暗或无华，唇色淡白，须在美容保养品中加入温热、活血之品，如附子、干姜、红花之属。结合各个季节的易发病证，注意用药与四季五时相应，以适应温、热、寒、凉，升、降、沉、浮的规律，不绝生化之源。温热与寒凉是相对的两个方面，自然不能用错，否则会事与愿违。此外，尚有一些药物的寒热之性不甚明显，作用也较为平和，人们称之为"平性"。所以药性实际上包括寒、热、温、凉、平五种。

5　美容误区"四季如一"

自然的规律是"春生、夏长、长夏化、秋收、冬藏"，人体的皮肤生理也是随着季节的变化而变化的。

春天，随着日照的延长和气温的回升，万物复苏，皮肤的新陈代谢也随之旺盛，这时皮肤敏感易长"青春痘"，需要特别注意皮肤的清洁护理。在化妆品的用色上，可充分选用适应春光明媚、花红柳绿氛围的色彩，如桃红、玫瑰红的腮红及口红，这样尽可与大自然媲美而绝不会显过。

夏季炎热，常使油性皮肤变得更油，旺盛的皮脂分泌本身就是最好的护肤滋养品，故应选用水质乳液、收缩水，化妆上可施以淡妆，或根本不化妆，并使用防晒护肤品。如果仍采用冬季所用的油性护肤霜，并常把粉底、眼影、香粉这类彩妆产品涂抹在多汗的脸上，就容易出现皮肤问题。

秋季是由"长"转向"收"的收敛过程，皮肤最需要水分的充足供应，故保湿性能好的化妆品当为首选。为了配合秋高气爽的气候特征，应着重使妆型柔美明快、亲切自然。

冬季有深藏不露的特点，此时的皮肤也是四季中的养护重点。可运用面膜、按摩护肤等多种方法防止严寒气候使皮肤粗糙、起皱和干裂。冬季的妆容应以暖色调为主，突出面部的色彩美，使自己在季节的沉寂中显出生机和活力。

四季如一是指美容不分季节，一年四季只用一个产品保湿，或四季只用一个产品护肤，不了解季节的特征，不了解肌肤的问题。比如夏季气候炎热，毛孔张开，肌肤极易出汗，若不加强清洁皮肤，仍用油脂类化妆品滋润皮肤，油腻物质阻塞毛孔，就会导致痤疮等毛囊炎症。所以想要一生靓丽，必须了解季节特征，有计划地实施不同季节的美容，根据不同时令特点，选用适合时令的产品，只有这样，才能使自己的肌肤四季亮丽。

6 四时安逸保持亮丽

四时安逸可以保持亮丽肌肤；过度疲劳会导致许多皮肤问题。疲劳可分为四种类型：全身疲劳、个别器官疲劳、智力疲劳和职业疲劳。长期性的疲劳若无法得到有效的缓解和消除，容易演变成疾病，引发其他不良的症状。

不良症状常见表现有：情绪失常且易感忧郁；注意力难以集中、失眠；消化不良、轻微发烧、喉咙痛、头颈部淋巴肿大；体重改变、关节疼痛、皮肤起疹；肌肉酸痛麻木感到无力；反应迟钝、动作协调性降低；经常熬夜、睡眠不足；生活没有规律、性生活过度；等等。这些均会导致过早衰老、皮肤松弛、皱纹横生、眼袋突显、面色黧黑、眼圈发黑、皮肤抵抗力下降等各种皮肤问题。

形成原因：睡眠不足、休息不够、抽烟饮酒过量，以及滥用兴奋性药物都是促使过劳的原因。过劳有别于一般疲劳，长期工作紧张、超负荷作业是产生过劳的主要因素。

应对措施：多吃含有纤维素的自然食品，如蔬菜、水果、全麦等。少喝咖啡、茶、巧克力及其他含咖啡因的饮料或食物；尽量避免吃含糖及加工过的碳水化合物；多做运动，如散步、游泳、骑脚踏车或有氧运动；及时排解压力，若有压力应找出源头并给予适当的舒解；充分保持心情舒畅和足够的休息，减轻因工作导致过于紧张和繁忙的不良情绪；泡温水浴对消除疲劳会有明显帮助。

劳逸适度，即劳动应符合人体生理活动的规律，不可过劳，也不可过逸。人要小劳，但尽可能不要过度疲劳，过度劳累会消耗真气，对人体健康带来危害。过度安逸也容易导致脾胃功能失调，气血运行不畅，发胖臃肿，不利于健康。所以，对人体健康最有利的是适度劳动，劳逸结合。有规律的生活是预防和消除疲劳的重要方法，不论多忙，一定要给自己留出一些时间，学会交替使用人体各部位，培养适当的业余爱好，周末参加娱乐活动等。更重要的是少熬夜，要牢记健康的体魄来自睡眠，没有睡眠就没有健康。保持适度的劳逸，是保证健康的重要条件。

7 四季美容饮食适宜

饮食虽然是人体生存和保持健康的必要条件，但饮食要有一定的规律和节制，饥饱要适宜，饮食要卫生，食物搭配要合理，不宜偏嗜。如果饮食失节，饥饱失常，或暴饮暴食，或过饥，或饮食不洁，或饮食偏嗜等，均可形成饮食伤。饮食伤直接影响脾胃，导致脾胃功能失调，并可变生他病。如饮食过饥，即指平素饮食明显低于本人适度的饮食量，由于摄食不足，缺乏必需的营养，气血化源不足，因而气血衰少，脏腑功能减退，出现面色无华、心悸气短、少气乏力、眩晕、自汗等症；饮食过饱，即指暴饮暴食，超过本人适度的饮食量，可损伤脾胃，食滞日久，可郁而化热，又可聚湿生痰，变生他证；过食肥腻甘甜之品，易化生内热内湿，产生痈疽疮毒等皮肤感染性病症，诸如青春痘之类。

人体生长发育和功能活动需要各种不同的营养成分，而各种营养成分又分别存在于各种不同的食物之中，因此饮食要适当调节，注意食品的多样化。五谷用于提供主要营养，五果作为辅助，五畜之肉用以补益，五菜用以充养，五茶用以怡神。人们不应有所偏嗜，若过分地偏食或不食某些食物，就会造成人体内某些营养成分的过剩或不足，导致疾病的发生。

饮食还要注意寒热，即指食品性质的寒或热。食物寒温应适中，少食辛热，慎食生冷。若多食生冷寒凉之品，可损伤脾胃阳气，导致寒湿内生，出现腹中冷痛、泄泻等症；若多食辛温燥热之品，则可使肠胃积热，出现口渴、腹满胀痛、便秘、痔疮等症。

偏嗜肥甘厚味（肥，指肥腻；甘，指甜腻；厚味，指口味重），可以产生脘腹胀满，或发生疔疮、消渴、中风等病。

切忌饮酒过度，酒为水谷之精，其性热而有毒。少饮可宣通血脉，舒筋活络。但过饮，常"以酒为浆"，则可使人生病。酒热之气可损伤脾胃，酿成内湿、内热，或湿热内盛。

根据季节与五味、五脏相合的观点，可结合季节，分别用食物的性味来调养五脏。选择相应的时令饮品包括花茶适时调养，避免不利的食物扰乱五脏功能。原则是谷物主养，果物相助，畜物相益，蔬菜补充，花茶怡情，选择气味合适的饮食搭配（即主食与副食相配，动物食品与新鲜果蔬相配）。春季，阳气渐旺，应多吃富含蛋白质的肉类，多吃水果、蔬菜，饮时令花茶等，少食酸涩、油腻食物。夏季炎热，人体消化功能下降，故宜吃清淡、易消化的食物，特别要注意多吃些营养丰富的水果、蔬菜、花茶，诸如西瓜、番茄、黄瓜、芹菜等；不宜过多地吃冰冷食物和生冷瓜果，以免腹受寒气；忌食肥甘油腻难以消化或腐败变质食物，以免发生肠胃疾病，特别是长夏多湿，食物易霉变，人体脾胃功能偏弱，故饮食要清淡、干净，多食易消化蔬菜、水果和花茶。秋季阳气渐收，阴气渐长，气候凉爽，肺气较旺，空气中缺乏水汽，以致出现劲急而干燥的气候，故秋季饮食应以防燥护阴、滋肾润肺为主，应多进芝麻、糯米、蜂蜜、甘蔗、菠菜、白木耳、梨、乳品、花茶等柔润食物，老人还可多食米粥来益胃生津；少吃椒、姜、葱、蒜等辛燥食品。冬季寒气当令，阴盛阳衰，是四季中最冷的季节，万物闭藏，故人体阳气也随之潜伏于内。寒为阴邪，易伤人肾阳，故冬季饮食应以保阴护阳为主。冬季是身体虚弱者进补的最好时机，此时主张进热食，多食温补阳气类膳食，可选用羊肉、甲鱼等食物和饮用温阳类花茶等，还应注意多食用菠菜、豆芽等新鲜蔬菜，不可食生冷食物。

8　饮食寒温适时选用

饮食包括谷物、水产、水果、调料、家禽家畜、蔬菜、花茶等各种食物，人们应该根据自己的体质特点、时令特点选用相应的食物。一般来说，食物属性有寒、热、温、凉、平五种。介于寒热温凉四者之间既不温不热，又不寒不凉，归属于"平"性。人的体质也可分为寒、热、虚、实、平。体质是个体在先天禀赋和后天调养基础上所表现出的形态结构、生理功能和心理状态方面综合的、相对稳定的固有特性。体质既可表现为健康状态，也可通过疾病反映出其偏性。在生理状态下，体质表现为对外来刺激的生理反应差异性，即个体在体力、智力、本能等方面的特性以及对环境、气候等不同因素的适应性；在病理状态下，体质可表现为个体对某些病因和疾病的易感性和易患性，以及疾病传变转归中的某种倾向性。人群中的体质可分为正常和偏颇两大类，具体特征如下。

（1）正常体质

阴阳无明显偏盛偏衰，平素少病。胃口好，睡眠安稳，不怕寒暑，大便正常，无明显不适。体壮力强，面色润泽。

（2）偏颇体质

阳盛质（偏热质）：形体适中或偏瘦，但较结实。面色略偏红或苍黑，皮肤常呈油性。性格外向，喜动好强，易急躁，自制力较差。食量较大，消化吸收功能健旺。大便易干燥，小便易黄赤。平时怕热喜冷，或体温略偏高，动则易汗出，喜欢喝水。精力旺盛，动作敏捷，反应灵敏。

阴盛质（偏寒质）：形体适中或偏胖，但较弱，容易疲劳。面色偏白而欠华。性格内向，喜静少动，或胆小易惊。食量较小，消化吸收功能一般。平时怕冷喜热，或体温略偏低。精力偏弱，动作迟缓，反应较慢。

阴虚质：常见形体瘦弱，面色潮红，口干燥，大便不通，喜冷饮，睡眠欠佳，耳鸣耳聋。

阳虚质：常见形体白胖，形寒怕冷，口唇淡白，四肢乏力，四肢不温，面色不华，大便稀溏，毛发易落，夜尿频频而清长，喜热饮。

气血虚质：常见面色无华，气短懒言，乏力眩晕，健忘，月经淡少（女性），常易虚脱。

痰湿质：常见体形肥胖，口甜而黏，头重如裹，大便稀溏，多见于好饮酒者。

瘀滞质：常见肤色晦暗，口唇色紫，眼眶暗黑，舌暗，或挟瘀点。

但凡药物、食物，都有一定的性味偏颇，对某类体质适用，对另外一些体质可能不仅不适用，反而有害。因此，当视具体体质选用食物，注意食物、药物的宜忌。如阴虚质的人宜甘寒、咸寒清润，忌辛香温散，苦寒沉降；阳虚质的人宜益火温补，忌苦寒泻火；气郁质的人宜调气疏肝，忌燥热滋补；湿热质的人宜苦辛清泄，忌刚烈燥湿或甜腻柔润；气虚质的人宜补气培元，忌耗散克伐；痰湿质的人宜健脾化痰，忌阴柔滋补；血瘀质的人宜疏通血气，忌固涩收敛。一旦违背用药的宜忌，就会造成误治。临证当辨明体质，施其所宜，戒其所忌，这样，才能救偏补弊，达到增强体质的目的。如偏寒质的人，在选食物时，应该选择温热性的，如荔枝、龙眼、番石榴、樱桃、椰汁、杏、栗子、胡桃肉、羊肉、狗肉、胡椒等。相反，偏热质的人代谢旺盛，容易发热，经常面色红赤，口渴舌燥，喜欢吃冷饮，易烦躁，常便秘。对于这样的人，应该选择吃寒凉性的食物，如香瓜、西瓜、梨、香蕉、莲藕、番茄、柿子、荸荠、黄瓜、甲鱼等。人们只有依照自己的体质来选择相应属性的食物，才能做到调和阴阳，顺应天时。平性的食物，如葡萄、菠萝、木瓜、苹果、椰肉、橙、橄榄、白果、李子等，不同体质的人均可食用。

下面列表介绍食物的寒、热、温、凉、平属性，见表1-1至表1-7。

表1-1　谷物类食物功效表

名称	性味			五脏					功效								
	阴寒凉	阳温热	平	心	肝	脾	肺	肾	补气	理气	补血	活血	补阴	补阳	生津	利水	解毒
粳米			√			√			√								
小米	√					√		√									√
小麦	√			√		√									√		
荞麦	√					√						√					√
高粱		√				√											

表1-2　水产类食物功效表

名称	性味			五脏					功效								
	阴寒凉	阳温热	平	心	肝	脾	肺	肾	补气	理气	补血	活血	补阴	补阳	生津	利水	解毒
鲤鱼			√			√		√	√							√	
鲫鱼			√			√			√								
鳝鱼		√			√	√		√			√					√	√
鳖肉			√			√							√				
螃蟹	√				√							√					√
海参		√		√				√					√				
牛蛙	√					√				√						√	√
虾		√						√		√				√		√	
海带	√															√	√

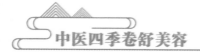
表1-3　水果类食物功效表

名称	性味 阴寒凉	性味 阳温热	五脏 平	心	肝	脾	肺	肾	补气	理气	补血	活血	补阴	补阳	生津	利水	解毒
苹果	√														√		
香蕉	√					√									√		√
雪梨	√					√		√							√		√
桃子		√	√									√		√			
西瓜	√			√		√										√	√
葡萄			√			√		√	√		√					√	
橘子		√				√	√			√			√		√		√
橄榄		√				√	√			√					√		√
山楂		√		√	√	√			√			√					

表1-4　家禽、家畜类食物功效表

名称	性味 阴寒凉	性味 阳温热	五脏 平	心	肝	脾	肺	肾	补气	理气	补血	活血	补阴	补阳	生津	利水	解毒
猪肉			√			√		√	√		√		√				
羊肉		√												√			
乌骨鸡			√		√	√							√				
鹌鹑肉			√			√			√		√						√
鹌鹑蛋			√														

表1-5　调料类食物功效表

名称	性味 阴寒凉	性味 阳温热	五脏 平	心	肝	脾	肺	肾	补气	理气	补血	活血	补阴	补阳	生津	通阳	解毒
白酒		√	√	√	√			√				√		√			
黄酒		√		√	√							√		√			
葡萄酒		√		√	√							√		√			
食盐	√					√											√

表1-5（续表）

名称	性味			五脏					功效								
	阴寒凉	阳温热	平	心	肝	脾	肺	肾	补气	理气	补血	活血	补阴	补阳	生津	通阳	解毒
酸醋		√			√	√	√					√					√
酱油			√			√	√	√									√
花生油			√			√	√		√								
胡椒		√				√								√			√
肉桂		√				√							√	√			
蜂蜜			√			√	√		√						√		√
冰糖			√			√	√		√						√		
葱白		√					√									√	√
葱头		√					√									√	√
生姜		√				√	√							√		√	
干姜		√				√	√							√		√	

表1-6　蔬菜类食物功效表

名称	性味			五脏					功效								
	阴寒凉	阳温热	平	心	肝	脾	肺	肾	补气	理气	补血	活血	补阴	补阳	生津	利水	解毒
冬瓜	√						√									√	√
南瓜		√				√		√	√								√
丝瓜	√				√	√	√										√
芹菜	√				√	√										√	√
菠菜	√										√						
大蒜		√				√											√
山药			√			√	√	√	√				√				
萝卜	√					√	√										√
胡萝卜			√			√	√			√			√	√			
藕	√			√		√					√				√		√
毛笋	√					√	√			√							√
蘑菇	√					√	√			√							√
荠菜			√	√	√	√	√		√							√	

表1-7 其他食物功效表

名称	性味		五脏						功效								
	阴寒凉	阳温热	平	心	肝	脾	肺	肾	补气	理气	补血	活血	补阴	补阳	生津	利水	解毒
牛奶			√	√		√	√		√		√				√		
羊奶		√							√								
马奶	√										√				√		
绿茶	√			√											√	√	√
马齿苋	√				√	√						√					√
豆腐			√												√		√
燕窝			√				√						√			√	
黄大豆			√			√											
黑大豆	√											√				√	√
绿豆	√			√											√	√	√
黑芝麻			√					√					√				

9 食物作用美容须知

食物对皮肤的影响见表1-8。

表1-8 食物对皮肤的影响

食物类型	食物	作用	不足或过量
水	饮用水（每日饮水量应为1 200 mL左右）	保持皮肤光泽，皮脂腺分泌减少；正常皮肤含水量为58%~67%	水分减少，皮肤干燥，皮肤失去弹性，出现皱纹
含维生素E的食物	卷心菜、葵花籽油、菜籽油、谷类、小麦胚芽油、棉籽油、绿叶蔬菜、蛋黄、坚果、黑芝麻、肉及乳制品等	防止皮肤衰老，保持皮肤细腻滋润，可减少维生素A及多元不饱和脂肪酸的氧化，控制细胞氧化，促进伤口的愈合，抑制皮肤晒伤反应及癌症	长期服用维生素E超过安全用量则会导致静脉炎、肺栓塞、血脂过高等病症

表1-8（续表）

食物类型	食物	作用	不足或过量
含维生素A的食物	动物肝脏、鱼肝油、牛奶、奶油、禽蛋、蛋黄、豌豆、胡萝卜等	使皮肤光滑细润，抗老化，去皱纹，淡化斑点	缺乏维生素A，皮肤会变得干燥、粗糙、有鳞屑；服用过量，则会有头痛、恶心、呕吐及骨骼病变等不良反应
含维生素B$_2$的食物	动物肝、肾、心，蛋、奶	使皮肤光滑细润	缺乏维生素B$_2$，会引起口角炎、口唇皮肤开裂、脱屑及色素沉着
含维生素C的食物	柑橘类、枣类等水果；卷心菜、枸杞、白萝卜等蔬菜	防止晒伤，修补日晒伤害，具有美白作用；能促进伤口愈合	缺乏维生素C，会影响结缔组织的功能，使之容易受到自由基的侵袭而造成变性
含铁食物	动物肝脏、蛋黄、海带、紫菜、樱桃	使皮肤光泽红润；生成充足的血液	—
含胶原蛋白的食物	猪蹄、猪皮和动物筋腱	充盈肌肤，减少皱纹，营养细胞	胶原蛋白、弹力蛋白不足可导致皮肤松弛起皱、毛孔粗大；过量服用动物皮、筋类食物则会导致胆固醇和嘌呤升高，并对肾脏、肝脏造成负担
含弹性蛋白的食物		使皮肤弹性增强、光滑	
碱性食物	苹果、梨、柑橘类水果和蔬菜	中和体内酸性成分	—
酸性食物	鱼、肉、禽、蛋、米饭等	使体液和血液中乳酸、尿酸含量增高	当有机酸不能被及时排出体外时，就会侵蚀敏感的表皮细胞，皮肤会失去细腻和弹性的状态

10 四季气候损害肌肤

风、寒、暑、湿、燥、火，本是自然界六种气候现象，称之为"六气"。人类长期生活在自然界中，对各种气候变化都有一定的适应能力，六气的正常变化是万物生长变化及人类赖以生存的自然条件，不足以使人致病。但当气候变化异常，出现非其时而有其气（如春季应温而反寒，秋季应凉而反热等），或有其时而非其气（如冬季当寒不寒，夏季应热不热），或气候变化过于急骤，并在人体正气不足、抵抗力和适应力下降时，六气才能成为致病因素。这种使人致病的六气，中医学称为"六淫"，又称"六邪"。六淫，即致病的风、寒、暑、湿、燥、火六种外感病邪的总称，六淫侵入人体主要是从肌表或口鼻而入。

气候变化表现为春温、夏热、长夏湿、秋燥、冬寒的特点。气候不同，对人体和各种致病微生物的产生、滋长和传播均有不同程度的影响，故外感疾病常有一定的季节性，习称"时令病"。在不同地区，随着气候不同而患病各异。西北地区气候多燥、寒，故多寒病、燥病；东南地区气候多湿、温，故多湿病和热病。气象病理学认为某些疾病与四季气候变化存在着直接或间接的关系。四季气候损害肌肤的特点见表1-9。

表1-9　四季气候损害肌肤的特点

季节	当令气候（六气）	致病"杀手"六淫	邪的性质	易患的皮肤病症
春季	风气	风气太过——风邪	阳邪	过敏
夏季	暑气（火气）	暑气太过——暑邪、热邪	阳邪	伤津，易感染
长夏	湿气	湿气太过——湿邪	阴邪	湿疹，扁平疣
秋季	燥气	燥气太过——燥邪	初秋为阳邪 深秋为阴邪	皮肤干燥
冬季	寒气	寒气太过——寒邪	阴邪	瘙痒，冻疮，皲裂

11　四时情绪影响容颜

七情，是指人喜、怒、忧、思、悲、恐、惊七种情志变化，也即人的七种情感。凡满足人体需要的事物，会引起肯定性质的情绪，以"喜"概括之；凡不能满足人体需要的事物，或与人的需要相违背的事物，会引起否定性质的情绪，如忿怒、哀怨、痛苦、失望、憎恨、凄怆等，则分别概括为怒、忧、悲、恐、惊等；"思"是指人的思维活动，是思考、思虑之意，常与"忧"混合在一起，成为脾所主的神志。

七情与五脏有密切的关系，其由五脏精气所化生，并具有两重性。七情是机体对外界刺激的适度反应，为人之常性，属生理范畴；但是，在突然的、剧烈的或过久的情志刺激下，超过了人体自身调节能力，则可导致机体气机紊乱、脏腑损伤、阴阳失调而致病。

生气是百病之源，其至少有以下几点害处。

伤心神：生气时由于心情不能平静，难以入睡，致使神志恍惚，无精打采。气愤之极，可使大脑思维突破常规活动，往往会做出鲁莽或过激举动，反常行为又形成对大脑中枢的恶劣刺激，气血上冲，还会导致脑溢血。

伤皮肤：经常生闷气会让你颜面憔悴、双眼浮肿、皱纹丛生。

伤心血：生闷气可致甲状腺功能亢进。伤心气愤时心跳加快，可出现心慌、胸闷的异常表现，甚至诱发心绞痛或急性心肌梗死。

伤肺气：生气时的人呼吸急促，可致气逆、肝木侮肺金造成气喘咳嗽，危害肺的健康。

伤肝气：人处于气愤愁闷状态时，可致肝气不畅、肝胆不和、肝部疼痛、肝脾不调、肝阳上亢甚至中风。

伤肾气：经常生气的人，可使肾气不畅，易致尿闭或尿失禁。

伤脾胃：气滞之时，不思饮食，久之必致胃肠消化功能紊乱。

人的情志活动与四季气候变化有着密切的联系，因此人们可以根据四时气候的变化来调节情志，使之得到适当的疏泄。许多可影响美容的皮肤病和其他疾病，与人的精神情绪亦有着不可分割的关系。七情内伤，可导致内脏功能紊乱，经脉气血运行失常。因此保持愉快、开朗、乐观、安定的心情，避免忧郁、烦躁、忿怒、紧张等不良情绪，是四季卷舒美容整体观的一个重要方面。

美容不仅要注重脏腑功能问题，还要关注心理、精神、社会适应性等诸方面因素。四季卷舒美容强调心身保健，提倡多饮茶、多交流，敞开心扉，调节情绪，在内调外治的过程中，充分利用美容过程进行心理疏导，提高人们的生活自信心，保持乐观的生活态度。通过心身保健，真正将内在的健康表现于外，体现出健康之美。

12 肌肤美白四季不同

春夏秋冬，斗转星移，四季更迭，万物变更，肌肤也随四季变化周而复始地发生着微妙的变化。美白不只是夏天的事，无论冬夏，有阳光就有紫外线，有紫外线就会生成黑色素，因此，美白是一年四季都要坚持的工作。春季活力丽白，夏季清爽护白，秋季滋润复白，冬季滋养净白。由于肌肤随着生理状况、环境、年龄的改变，会影响血液循环及新陈代谢功能，各个不同的季节会出现因日晒而造成的各种肌肤问题，所以美白护肤一刻也不能放松。除了日常的防晒美白外，夏季还要修复晒痕，这样才能维持肌肤的白皙细致。美白的关键是健康，除了黑色素导致皮肤变黑外，还有其他因素令肌肤看起来不够白皙。诸如年龄增长，肾精不足，肌肤功能逐渐衰退；肝气不疏，内分泌失调，瘀血内停；不规则的生活状况，睡眠不足及熬夜；精神压力大导致过度疲劳；等等。所有这些都会导致皮肤暗淡、缺乏光泽、色素沉着、色斑隐现，这不是仅仅依靠防晒或一般的美白能解决得了的，而是需要更彻底的全面调理，认真做好净白工作。

 13 肌肤保湿四季有别

不同的季节，气候特点不同，保湿的要领各自不同。春季多风，尤易过敏；夏季炎热多汗，紫外线强烈；秋季干燥；冬季寒冷，这些都是造成皮肤中含水量减少的外在原因。根据这些特点，制订相应的四季保湿原则：春季防敏保湿，夏季防暑清爽保湿，秋季润肤保湿，冬季滋养保湿。正确的四季保湿，能换来一生的亮丽肌肤。另外，脏腑功能紊乱、水液代谢功能失常、皮肤屏障功能减弱、天然保湿因子流失等更是造成皮肤缺水的内在原因。当你发现皮肤干燥、有皱纹、粗糙干裂、干瘪、脱屑、无光泽，并有口渴、小便短少、大便干结等现象时就应该想到皮肤缺水了，应该引起重视并及时补充水分。水、营养、休息为健康皮肤的三大要素。多喝水，多饮花茶，多吃水果，睡眠充足为保湿要点。皮肤是否细嫩、丰满、亮丽，关键在于皮肤中的含水量。婴幼儿皮肤细嫩、亮丽、水灵灵的富有弹性，就是因为皮肤中含水量高；而老年人皮肤干燥、粗糙、干瘪、脱屑、无光泽，很大原因是因为皮肤缺水。表1-10罗列了各种保湿产品的作用及四季搭配建议，简称保湿产品"大会餐"。

表1-10 保湿产品"大会餐"

保湿产品	作用	特点	适应肤质及季节
保湿化妆水	为皮肤瞬间保湿，但会慢慢蒸发	维护时间很短	适合于夏季使用
保湿凝胶	保湿，质地清爽	维持时间中等	适合于油性皮肤和夏季使用
保湿精华液	保湿，含多种营养成分	维护时间较长	适合于晚间使用

表1-10（续表）

保湿产品	作用	特点	适应肤质及季节
保湿面膜	有密封作用，能延长水分作用于皮肤的时间	维护时间长，效果最明显	适合于各季使用
保湿乳液	保湿	最常用的保湿产品，维护时间较长	适合于中干性皮肤和秋冬季节使用
保湿乳霜	保湿	锁定水分，维护时间较长	适用于干性皮肤和秋冬季节使用
喷雾式化妆水	经过乳化的化妆水	有利于皮肤吸收	适合于各季使用
棉布式面膜	速效保湿产品，能使皮肤柔软润泽，含多种营养成分	具有紧急修护功能，真空包装	适合于各季使用

14 肌肤防晒四时有殊

长期以来，人们防晒的意识仅停留于夏季做防晒，不太注重其他季节。就我国大部分地区的气候特点而言，一年之中以4—8月的紫外线最强，尤其是6—8月，而其他季节紫外线相对弱一些，但也需防晒，即便是阴天，紫外线的量也有晴天的1/3，所以防晒应根据不同的季节、不同的地区、不同的气候特点选用适合的方法。原则上春季应防敏防晒丽白，夏季应清暑防晒护白，秋季应滋润防晒复白，冬季应滋养防晒净白。若是在旅游黄金周外出时，建议备足不同种类的防晒用品，完成这最重要的工程——防晒。这样当你旅程结束时，虽美白有所折损，但整体肤质还算良好。

选择防晒产品不能只看SPF值（Sun Protection Factor，防晒系数），SPF值意味着只能防止肌肤被灼伤，而不能避免肌肤的老化。精明的选择是加选PA等级（Protection Grade of UVA），它是抵挡UVA-1的防晒指标。UVA-1是导致肌肤老化的凶手，而且无孔不入。PA以"+"来表示防御强度，"+"越多效果越好。一般而言，日常上下班，SPF 10左右，PA+；外出旅游、户外活动，SPF 15~25，PA++；若是去海边，SPF 30~50，PA+++，同时要考虑选择具有防水耐汗、防沙效果的防晒霜，牢记定时重复涂抹，以免因汗流或时间因素降低防晒功能。只有在晒前半小时涂抹防晒品，才能达到完整的保护。切记正确的四季防晒美白，能拥有一生的亮丽肌肤。

凡事皆有度。一些人由于害怕患皮肤癌，时时处处躲着阳光、避开日晒。其实，这是不必要的，也是对健康不利的。晒太阳可以预防骨质疏松症、风湿性关节炎、结肠癌、前列腺癌、乳腺癌等疾病。因此，既不要长时间在太阳下暴晒，也不应总是躲着阳光；适当接受阳光的照射，对人体利大于弊。拒绝阳光照射，人体就不可能产生保持健康所需要的维生素D。接受多少阳光的照射比较合适呢？专家认为，人在一定时间内因接受日照而产生维生素D的量，取决于各自不同的肤色，即取决于阻碍紫外线的黑色素的多少。肤色深的人，需要接受日照的时间较长；肤色浅的人，则接受日照的时间相对较短。简易计算方法：先算一下自己的皮肤被太阳晒红（不是灼伤）需要的时间。以后每次晒太阳时，将全身1／4的皮肤暴露在阳光下，持续的时间以皮肤晒红所需时间的25%为宜。肤色较白的人每天只需在上午11点到下午3点之间，将手臂、双手和脸部暴露在阳光下5～10分钟即可，肤色较深的人则可略长于这个时间。

🌀 15 肌肤基本结构介绍

皮肤是指覆盖于人体表面，直接与外界接触的器官。人体皮肤除手足掌部外，均长有毛发，故多"皮毛"并称。皮肤之汗毛，古称毫毛。皮肤上有许多汗孔，古称之为汗空、玄府、气门、鬼门，是汗液排泄的孔道。皮肤的纹理和肌腠一起合称"腠理"，皮肤的结构如图1-1所示。

皮肤分为表皮和真皮。表皮是皮肤的浅层结构，由复层扁平上皮构成。从基底层到表面可分为五层，即基底层、棘层、颗粒层、透明层和角质层。真皮位于表皮的深面，由致密性结缔组织构成，分为乳头层和网状层。

皮下组织不属于皮肤，但其纤维与真皮相连接。

皮肤的附属器包括毛发、皮脂腺、汗腺及指甲、趾甲等。毛发在人体分布很广，几乎遍及全身。毛发的功能很多，它能帮助调节体温，同时也是触觉器官。皮脂腺位于毛囊和立毛肌之间，所释放的分泌物称为皮脂，具有滋润皮肤、保护皮肤的作用。汗腺分泌汗液，汗液经导管部排泄到皮肤表面，能湿润皮肤；汗腺还能排出部分水和盐，有助于调节体温和水盐平衡。此外，汗腺也排泄少量含氮代谢产物。指（趾）甲位于手指、足趾远端的背侧面，是表皮角质层细胞增厚而形成的板状结构。

皮肤覆盖于人体的表面，在眼睑、口唇、鼻腔、肛门、阴道及尿道等腔孔周围，逐渐移行为黏膜，共同形成人体的第一道防线，具有十分重要的功能。皮肤是人体最大的器官，其重量占体重的14%～16%，一个体重为60 kg的成年人皮肤约重8.5 kg，一个3 kg重的新生儿皮肤约重0.5 kg。一个成年人的皮肤面积为1.5～2.2 m²，新生儿皮肤面积约为0.2 m²。皮肤面积的大小与身高、体重成正比。

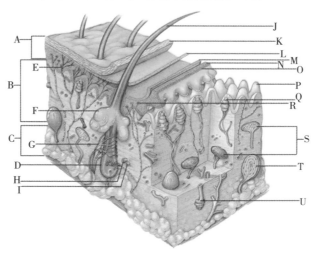

注：
A.表皮层　　　B.真皮层　　　C.皮下组织　D.毛囊　　　E.游离神经末梢　F.皮脂腺
G.毛囊感受器　H.静脉　　　　I.动脉　　　J.毛发　　　K.角质层　　　　L.透明层
M.颗粒层　　　N.棘层　　　　O.基底层　　P.真皮乳头　Q.Meissner小体　R.Merkel触盘
S.Krause终末球　T.环层小体　　U.小汗腺

图1-1　皮肤的结构

皮肤的厚度因人的性别、年龄、职业等而异，一般为0.5～4.0 mm（不包括皮下脂肪组织）。儿童的皮肤比成人薄得多，同龄女性皮肤比男性略薄，脑力劳动者的皮肤比体力劳动者的略薄。

人类的皮肤可呈现六种不同的颜色，即红、黄、棕、蓝、黑和白，这主要是因皮肤内黑色素的数量及分布情况不同所致。黑色素是一种蛋白质衍生物，呈褐色或黑色，是由黑色素细胞产生的。黑色素的数量、大小、类型及分布情况的不同决定了不同的肤色。黄种人皮肤内的黑色素主要分布在表皮基底层，棘层内较少；黑种人则在基底层、棘层及颗粒层都有大量黑色素存在；白种人皮肤内黑色素分布情况与黄种人相同，只是黑色素的数量比黄种人少。

在人体皮肤的不同部位，颜色的深浅也是不一致的。在颈、手背、腹股沟、脐窝、关节面、乳头、乳晕、肛周及会阴等处颜色较深，掌跖部皮肤颜色最浅。这是因为在不同部位黑色素细胞的数目不相同，如头皮及阴部1 mm²内约有2 000个，其他部位约有1 000个。另外，在黏膜处也有黑色素细胞存在。

　　皮肤被覆于体表，具有防御、调节津液代谢、调节体温、辅助呼吸、感受刺激、吸收、分泌、排泄废物等功能，对保障人体的健康起着至关重要的作用。人体正常皮肤外观如图1-2~图1-6所示。

　　皮肤健康的标志如下：

　　颜色：红润含蓄。

　　润泽度：滋润、光泽。

　　细腻度：毛孔、汗孔细小，表皮光洁细滑，触之柔软，具有细腻之感。

　　弹性：富有弹性，即皮肤有良好的张力和弹性。

　　功能：皮肤各种功能完整、有效、协调。

 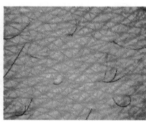 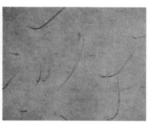

（a）体表皮肤照　　　　　（b）表皮　　　　　　（c）真皮

图1-2　14岁男性背部正常皮肤

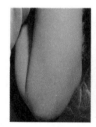 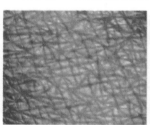 

（a）体表皮肤照　　　　　（b）表皮　　　　　　（c）真皮

图1-3　14岁男性手臂正常皮肤

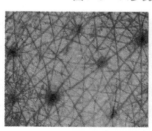 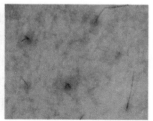

（a）表皮　　　　　　　　（b）真皮

图1-4　41岁男性背部正常油性皮肤

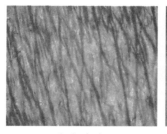 

（a）表皮　　　　　　　　　（b）真皮

图1-5　43岁女性背部正常皮

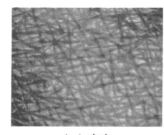 

（a）表皮　　　　　　　　　（b）真皮

图1-6　43岁女性面部正常皮肤

16　各类肌肤保养原则

不同的人，不同的季节，皮肤状况是不一样的。即使是同一个人，不同部位的皮肤所出现的状况也不尽相同。其不同点主要在于皮肤的含水量、皮脂分泌情况等。根据皮肤的不同情况，人们把皮肤分为中性、干性、油性和敏感性皮肤，各类皮肤特点见表1-11，各类皮肤保养要点见表1-12。

表1-11　各类皮肤特点

肤质	特征	优缺点
中性皮肤	健康型皮肤；肤质柔滑，皮肤柔韧，毛孔和汗孔小而不明显，不油腻，不干燥，皮肤紧密，厚薄适中，饱满有弹性，柔软、红润、有光泽	对气候不敏感，适应性强，耐晒；化妆附着力强，持续时间久；易受季节变化或年龄增长的影响，皮肤会变得较干燥或油腻，不可大意

表1-11（续表）

肤质	特征	优缺点
干性皮肤	皮肤无光泽，晦暗、紧绷而缺乏弹性；皮肤偏干燥、粗糙，常有皮屑；皮肤薄、干、瘪，易起皱纹，易早衰	使用液状化妆品时附着力强，不易掉妆；易皲裂、过敏，不耐晒；使用粉状化妆品时易有皮屑翻起且不易附着，显得皱褶更甚；洁面后皮肤紧绷发干，碎细纹多，妆面无透明感
油性皮肤	皮肤出油多，有光泽，纹理不细，毛孔较粗，油脂分泌旺盛，油腻不爽；肤色较深，皮肤较厚，弹性良好，皱纹较少，毛发浓密	耐冷、热、晒；易患痤疮；化妆不持久，妆面易脱落；食用刺激食品皮肤易潮红
敏感性皮肤	皮肤纹理细腻，白皙、柔软，透明感强	皮肤缺乏光泽，较薄，可见微细血管；易受外界刺激；易面色潮红、发痒

表1-12　各类皮肤保养要点

肤质	护理	产品	注意点
中性皮肤	护肤品选择面宽	使用一般的清洁剂，中性洁肤皂、洗面乳	不宜过分清洁
干性皮肤	适宜油质型护肤品	使用含保湿成分的洁肤品、护肤品，用膜性护肤品，以保持皮肤水分	不宜使用热水清洗，不宜过分擦搓面部，不宜多用肥皂
油性皮肤	适宜清爽型护肤品	使用溶脂性的洁面乳洁肤，选择有紧肤作用的化妆水，宜使用冷性面膜	不过分洗搓皮肤，少吃油腻食品，慎选护肤品，忌用碱性肥皂
敏感性皮肤	适宜抗过敏型护肤品	使用成分天然、质地清爽、具有抗过敏作用的护肤品	慎选护肤品，忌用碱性肥皂

17　正确使用美容产品

　　美容产品多种多样，大致可分为美容护肤品和美容化妆品，前者又分清洁品、保养品和治疗品；后者又分遮瑕类和色彩类。美容护肤品与美容化妆品的功能及常见产品见表1-13。

表1-13 美容护肤品与美容化妆品的功能及常见产品

分类		功能	产品
美容护肤品	清洁品	去除皮肤表层的彩妆、油垢、污渍或者去除表皮外层的老化角质，即死细胞，保持皮肤健康美丽，起到深层清洁的作用	香皂、卸妆水、洗面奶、去角质霜、磨砂膏及某些清洁面膜
	保养品	保护及营养皮肤，使皮肤免受或减少所受外界的刺激，防止化学物质、金属离子等对皮肤的侵蚀，防止皮肤水分过多丢失，促进血液循环，增强皮肤新陈代谢功能，令皮肤柔软、滋润、细腻而有张力	雪花膏、香霜、护肤霜、奶液、冷霜、防水霜、防油霜、防纹霜、防晒霜、柠檬香霜、营养香霜、清凉香脂等
	治疗品	一般含有某种药物成分，针对性强，使皮肤的问题得到改善及治疗	雀斑霜、粉刺霜、痱子粉、祛臭剂、抑汗剂等
美容化妆品	遮瑕类	遮盖皮肤瑕疵，调和肤色	遮瑕膏、液体粉底、粉条、粉饼、散粉等
	色彩类	突出或消弱面部的五官及轮廓，使其更加生动、柔和、美丽	胭脂、粉底、口红、眼线液（笔）、眼影、眉笔、睫毛膏、唇膏、唇彩等

18 皮肤营养亮丽之本

精、气、血、津液是构成人体的基本物质，也是皮肤美丽的重要基础。

精，是天地间万物的基础，是构成人体及促进人体生长发育的基本物质。人始生，先成精，精成后则脑髓生，骨骼为干，血脉为营，筋肉为刚，肌肉为墙，皮肤有弹性，毛发生长正常。所以精是人类形体生命的重要物质。

气，是构成物质世界的基本元素，人也是由气所组成的。气充满人的全身，运行不息，是人体生命的动力和根本。人体的健康美丽，就是气的具体表现。气有温煦作用，可使皮肤润泽光滑。若气的温煦作用不足，就会出现额面、耳、四肢的冻疮及寒冷性荨麻疹等病症，影响容颜。气有推动作用，人体的生长发育、各脏腑经络的生理活动、血的循行、津液的输布，都要依靠气的激发和推动。若气的推动作用减弱，血液运行不畅，津液得不到输布，则会出现皮肤干涩青紫、头发枯槁不泽、目暗无神等情况。气有防御作用，可护卫肌表，防御外邪的入侵，以保证美容效果，预防损容性疾病的发生。若气的防御功能减弱，皮肤及五官会因感受外邪而患病。气有固摄作用，能固摄血液循行于脉中，固摄津液正常输布，确保皮肤、五官及肢体得到充足的营养和滋润。若气的固摄作用差，可造成人体血液、津液流失，导致面色苍白、头发干枯、皮肤干燥起皱、眼睛干涩不明等早衰之征。

血，是构成人体和维持人体生命活动的基本物质，其生于脾，藏于肝，主于心，内至脏腑，外达皮毛，营养和滋润全身各组织器官。人的目之视、足之步、掌之握、指之摄、皮肤之感觉等都要依靠血的供应，特别是与美容密切相关的面部皮肤、毛发、五官，几乎完全依赖血的营养。若血虚，血液供应不足，则面色无华，唇色淡白，目暗无神；若血瘀，血液运行不畅，则面目黧黑，皮肤、口唇青紫，干燥无泽。另外，血也是神志活动的物质基础，神是人体身心健美的综合体现。若血液供给充足，则精力充沛，双目有神，增添人体美感；反之，则精神萎靡，目无神光，影响人体身心健美。

气血在生理作用上各有其特性。气有温养作用，血有滋润营养作用。气有温煦和促进人体生长发育以及维持各脏腑经络等组织器官正常生理功能的作用，有护卫肌肤、抗御邪气的作用，有固摄、推动、调节血液和津液的作用，有促使津液的生成、输布和排泄的作用。血液有濡养五脏六腑、滋润四肢百骸的功能，又是人体精神活动的重要物质基础。

气血以流畅为贵。气血周流不休，方可内溉脏腑，外濡腠理。气血的畅通和平衡，有助于保证脏腑功能的正常运行，有利于气血的生化无穷。

津液也是构成人体的重要物质，它对皮肤而言显得更为重要。津液是人体内各种正常水液的总称。它来源于脾胃吸收的水谷精微，其富含养分，能营养肌肤。津液的新陈代谢是维持体内水液平衡的重要环节，主要有滋润和濡养的作用。津液布散于体表能滋润皮毛肌肤，进入体内能滋润脏腑，灌注于孔窍能滋润五官，流注于关节能滑利关节，渗入骨髓能滋润和充养脑髓。因此，津液与美容的关系十分密切，津液充足则皮肤有弹性，饱满滋润，不易老化生皱纹，可使人耳聪目明，关节运动自如，肢体健美。津液不足或代谢障碍，皮肤就会缺水，可出现皮肤松弛起皱、干燥，有眼袋，双目干涩无神，口唇干裂，关节屈伸不利。因此，要想容貌美丽，防止早衰，皮肤细嫩白皙，必须经常不断地补充丢失的津液，多手段地维护津液代谢，保持其代谢的通畅。津液代谢与肺、脾、肾、肝、膀胱、三焦等脏腑功能有密切关系，只有内在协调，才能展现的外在的美貌。

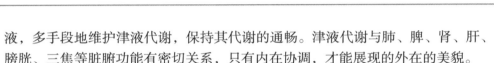

19　衰老征象如何识别？

衰老又称老化，不同于疾病，它是人类生命活动中的一种正常现象、自然规律。1993年，国际老年学会明确提出："老化是生命历程中的一部分，是正常现象，而不是人体的疾病。"中医养生学依据其独特的理论和方法，在延缓衰老这一领域充分发挥其优势，如补肾、健脾、化瘀类中药的抗衰老研究已经取得了初步的成果，无论是单味中药，还是中药复方，能通过抗细胞凋亡、抗脂质过氧化、保护受损的DNA、改善循环功能、提高免疫力、改善神经-内分泌-免疫网络调节功能等途径延缓机体的衰老过程，具有广阔的发展前景。

人的一生必然要经过生长发育的生长期、成熟后的平台期和衰老退化的下降期，这是生物学的规律，是不可避免的。自《内经》以来，历代医家对人生长壮老生命过程，均认为其与肾中精气盛衰有密切的关系。其中阴气是与生长壮老密切相关的生命物质。男子十六岁精通，女子十四岁经行，此时阴气开始生长，人体进入具有生殖功能的青壮年时期，阴气相对充盛，表现于外则面色红润光泽，精神焕发。但进入中年，肾气渐衰，即《内经》所云："年近四十阴气自半而起居衰矣。"表现于外则面色不华，皮肤起皱，面颊生斑等。进入半百之年，阳明脉衰于上，出现面焦发堕的衰老征象。男子六十四岁而精绝，女子四十九岁而经断。由此，人体步入老年期。

不可否认步入老年后，人的社会角色发生了很大的改变，因此，调整观念，适应变化，充实生活，丰富人生，改善生活习惯，提高生活情趣，体会自身价值，成了老年人心身保健中最为重要的几大环节。而中医美容恰恰可以采取多种维护和增进心身健康的措施来减轻老年期承受诸多方面的心身痛苦，激发老年人的生活兴趣，减少病症，延缓衰老，使人生最后的旅程犹如绚丽多彩的晚霞，不再暗淡无华，灰蒙阴冷，而是充满情趣，充满生机。

随着年龄的递增，人体的生理功能自然衰退。有的表现为毛发变白，易于脱落，头发细脆易断，皮肤水分减少且干燥起皱，色素沉着，色斑生成，眼袋出现等形态方面的衰老；有的表现为血管弹性下降，气血运行不畅，血管硬化，心肌收缩力减弱，肺、脾、胃、肾、肝等功能明显减退等生理方面的衰老；有的表现为因乙酰胆碱、去甲肾上腺素等神经递质改变而出现的情感障碍、重度抑郁、焦虑，甚至精神分裂症等神经、精神方面的衰老；还有的表现为情绪多变，难得称心，难于遂愿无聊寂寞，生活消极等心理方面的衰老。这些外在的衰老表现无疑与体内脏腑功能的衰退有关，美容必须与人体生理病理的特点相结合才能事半功倍。

衰老特征有：①形态衰老。毛发变白，易于脱落，头发细脆易断；皮肤水分持续减少，皮下弹性纤维变性和减少，皮肤呈现干燥松弛、皱纹横生的状态；色素沉着，色斑生成，甚则出现老年斑；眼睑松弛起皱，眼袋出现，下眼睑变灰，角膜周围出现老年环；牙龈萎缩，牙齿松动，口腔黏膜易过度角化等。②生理衰老。老年人静脉血液回流减缓，血管弹性下降，易出现静脉瘀阻，气血运行不畅，内有瘀则外有斑；老年人血管硬化，心肌收缩力减弱，不适宜大量运动；肺、脾胃、肾、肝等功能也明显减退。③心理衰老。心理老化是一个渐进的过程，它是在人和社会的相互作用下，以躯体衰退为基础，受行为和健康的交互影响而表现出来的。社会习俗观念总认为老年是和疾病、虚弱、不正常联系在一起的，这常常促使老年人格外关注自己身体方面的细微变化，并有夸大化倾向。另外，人进入老年，社会交往减少，迫使他们从原先较为关注外部世界转向只关心自我、关心自身的变化。对于老年人情绪多变、难得称心、难于遂愿的身心特点，不少医家均有论述。元代赵松雪《刀圭闲话》中曰："老态年来日日添，黑花飞眼雪生髯。扶衰每皆过眉杖，食肉先寻剔牙签。右臂拘挛巾不裹，中肠惨戚泪长淹。移床独坐南窗下，畏冷思亲爱日檐。"陈直在《寿亲养老新书·性气好嗜第四》中曰："眉寿之人，形气虽衰，心亦自壮，但不能随时人事，遂其所欲。虽居温给，亦常不足。故多咨煎背执，等闲喜怒，性气不定，正如小儿。"唐代著名医家孙思邈在《千金翼方·养性·养老大例》中曰："人年五十以上，阳气日衰，损于日至，心力减退，忘前失后，兴居怠惰，计授皆不称心，视听不稳，多退少进。"心身障碍往往带来一系列心身疾病。皮肤疾病多为心身疾病，皮肤出现病态或异常不断刺激着患者，促使患者的情绪处于异常波动的状态，因此心身交互影响在皮肤病症中表现得较为突出和典型。而给予皮肤适当的良性刺激，如抚摸、按摩等可以发挥很大的治疗作用。

综上所述，老年期的特点是以肾精不足、气血亏虚、肝失疏泄等脏腑功能减退为主，但它不仅是生理上有所改变，还在心理上、精神上、社会适应上有独特改变，因此，衰老期的美容保健应强调心身保健，即在中药内调外治的过程中，利用美容过程进行情感交流和心理疏导，使其调畅情志，消除寂寞，从而提高老年人的生活情趣和生活质量，使老人们精神振奋、容光焕发，保持乐观的生活态度，从容面对未来人生。

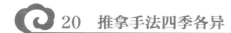

20 推拿手法四季各异

推拿，又称按摩，在四季卷舒美容中发挥着重要的作用。按摩美容是以经络理论为依据，结合时令特点，将推拿手法作用于体表经络和腧穴，达到舒筋活血、调畅气机、调和阴阳、调整盛衰、延缓衰老功效的美容方法。适合于各种层面的美容需求。推拿手法是在手或肢体其他部位进行各种不同操作的方法，是推拿取得疗效的关键手段。在适当的穴位和部位上运用相宜的手法，是取得美容效果的重要保证。

推拿手法要求：持久，即能持续运用一定的时间；有力，即手法必须具有一定的力量；均匀，指手法动作有节奏性，速度均匀、压力均匀；柔和，指手法轻而不浮，重而不滞，不用蛮力，动作变化娴熟自然；深透，指患者对于手法刺激的感应和手法对疾病的治疗效应。其手法刺激，不仅作用于体表，还能够克服各种阻力，使手法的效应转之于内，到达深处的筋脉骨肉，甚至脏腑。持久、有力、均匀、柔和、深透为五大基本手法，一旦临阵，机触于外，巧生于内，手随心转，法从手出。

手法在运用中必须顺应四时、量体而行。天有四时，人有老少，体有强弱，病有虚实，肌肉有厚有薄，部位有大有小，因此手法的选择和力量的运用必须与之相符，过之或不及均会影响效果。

面部、耳部常用手法以推法、揉法、按法、抹法、掐法、捏法为主。揉法、抹法的动作频率高，时间较长；按法、掐法的操作原则是重、快、少，在使用掐法后常用揉法，数法交叉，配合使用。手法操作的同时，常用一些介质，如中药按摩膏、蛋清等。视季节不同，介质使用也不同。《小儿推拿广义》载："春夏用热水，秋冬用姜汁水，以手指蘸水推之，过于干则有伤皮肤，过于湿则难于着实，以干湿得宜为妙。"介质不仅具有润滑作用，可防止擦破皮肤，还有助于提高美容效果。

21 推拿原理必先理解

推拿具有疏通经络、行气活血、调整脏腑、理筋散结等作用。疏通经络是基础，气血畅达是关键，脏腑功能协调是根本，其作用是通过三个途径实现的。一是通过对经络的刺激，直接调整与之相连脏腑的功能；二是通过对腧穴的刺激，调整对应脏腑的功能；三是通过对特定穴的刺激，综合调整内在的脏腑功能。春夏多用泻法，以疏通为主；秋冬多用补法，以保养为主。适时调节，才能达到最佳疗效。

从现代医学角度理解，推拿手法作用于人体，会产生酸、胀、麻、热、痛等复合型的感觉刺激，推拿手法正是借助于这些感觉刺激，兴奋不同的神经纤维，产生多种生物电活动。一方面将冲动传至中枢的不同水平，经整合后再沿下行纤维传出，调节相关内脏的功能；另一方面通过局部反射弧而发挥调节作用。在这一系列电传导活动中，还伴随着一些化学物质的变化，如神经递质、激素、免疫活性物质、细胞因子等的变化，这种作用是通过神经-内分泌-免疫网络调节实现的。

四季卷舒美容，从整体出发，既重视外部用药（尤其是膏摩的应用）和局部手法来祛除疾病、保养肌肤，又注重从内部疏通经脉、补益血气、协调脏腑来安生固本，从根本上维护肌体和皮肤的健康，达到自然健美的目的，故其美容效果持久稳定。

22 美容推拿如何操作？

1）推法　推法分直推法、旋推法和分推法。

（1）直推法

以拇指桡侧或指面，或示指、中指指面在穴位上作直线推动。

（2）旋推法

以拇指指面，在穴位上作顺时针方向的旋转推动。

（3）分推法

用两手拇指桡侧或指面，或示指、中指指面自穴位向两旁分向推动，又称分法。若从穴位两端向中间推动，则称合法，即合推法。

推法刺激量中等，接触面积较小，具有舒筋活络、祛瘀消积的功效。一般操作时都需要加入按摩膏等介质，推动时要有节律，用力柔和均匀，始终如一。推动的方向与补泻有关，补法适用于体虚之人，泻法适用于强壮或有邪实病证之人。一般而言，旋推多用于补法，直推多用于泻法。如补肺经，旋推肺经穴；清肺经，直推肺经穴。秋冬适用于补肺经，春夏适用泻肝经、肺经。

2）揉法

以中指或拇指指端，吸定于一定部位或穴位上，作顺时针或逆时针方向旋转揉动。揉法为美容常用手法之一。操作时压力轻柔而均匀，手指不要离开接触的皮肤，使该处的皮下组织随手指的揉动而滑动，不要在皮肤上摩擦。揉以和之，揉法可以调和气血、舒缓经络。

3）按法

以拇指在一定部位或穴位上，逐渐向下用力按压。按法是一种较强刺激的手法，常与揉法配合使用，具有开通闭塞、放松肌肉、活血通络的功效。

4）抹法

用单手或双手拇指罗纹面紧贴面部皮肤，作左右、上下、弧形曲线往返移动。动作均匀和缓，一气呵成，用力轻而不浮，重而不滞。本法最常用于头面按摩。具有开窍镇静、清醒头目、扩张血管等功效。

5）掐法

用指甲重刺穴位。本法属于强刺激手法之一。掐时要逐渐用力，达深透为止，不要掐破皮肤。掐后轻柔皮肤，以缓解不适之感，常与揉法配合使用。本法具有行气血、舒经络之效。

6）捏法

以拇指与其他四指相对用力，沿经络循行或穴位，反复交替捏拿。适用于耳部穴位。捏拿的用力大小要适中、均匀，不可拧转、捏得太紧，否则不容易向前捻动推进；捏少了会产生疼痛。捻动向前时，须作直线前进，不可歪斜。本法具有舒通经络、调理气血、补益脏腑之功效。

23　四季推拿妙在手法

手法是实现目标的手段，具体操作当视个人体质强弱、虚实，采取或补、或泻、或兴奋、或抑制等手法。

补法，指补不足，补充人体物质不足或增强人体组织某功能的治疗手法。泻法，指直接去除体内病邪，或抑制组织器官功能亢进的治疗手法。具体实现的方法如下。

（1）经络的循行方向

补法：顺经络循行方向操作，即"顺经为补"。

泻法：逆经络循行方向操作，即"逆经为泻"。

（2）血流运行方向

补法：向心性手法。

泻法：离心性手法。

（3）手法的刺激强度

补法：轻刺激手法。

泻法：重刺激手法。

（4）手法频率的快慢

补法：频率慢的手法，即"缓摩为补"。

泻法：频率快的手法，即"急摩为泻"。

（5）手法旋转的方向

补法：顺时针方向操作，即"顺转为补"。

泻法：逆时针方向操作，即"逆转为泻"。

（6）手法操作时间的长短

补法：操作时间较长的手法，即"长者为补"。

泻法：操作时间较短的手法，即"短者为泻"。

（7）手法运动的方向

补法：向上推行的手法，即"推上为补"。

泻法：向下推行的手法，即"推下为泻"。

（8）手法的性质

补法：旋转性的手法，即"左旋为补"。

泻法：直线推动的手法，即"直推为泻"。

手法补泻是相对的，必须灵活运用。补法又可分为缓补和急补两种。急补时，顺经刺激经穴，手法较重些；缓补时，手法操作要轻柔而缓慢，且时间较长些。泻法也有急泻与缓泻之分：急泻时，逆经深掐，力量较重；缓泻时，逆经施术，力量较轻。只有手法使用恰当，才能发挥出最好的作用。

24　常用穴位人体定位

十四经脉主要穴位表见表1-14。

表1-14　十四经脉主要穴位表

经络	穴位	定位	部位	操作要点
手太阴肺经	列缺	桡骨茎突内缘，腕横纹上一寸	上肢	推法
	太渊	掌后腕横纹中，桡动脉侧凹陷中	上肢	推法
手阳明大肠经	合谷	手背第1、2掌骨间，近第2掌骨中点处	上肢	推法
	禾髎	在上唇，鼻孔外侧缘直下，当上唇上1/3与中1/3的交点处	面部	按法
	迎香	鼻翼外缘中点，旁开0.5寸	面部	按法
足阳明胃经	承泣	瞳孔直下，当眼球与眶下缘之间	面部	按揉法
	四白	目正视，瞳孔直下，当眶下孔处	面部	按揉法
	巨髎	目正视，瞳孔直下，平鼻翼下缘	面部	按揉法
	地仓	口角旁开0.4寸，巨髎穴直下取之	面部	按揉法
	大迎	在下颌角前方，咬肌附着部的前缘，当面动脉搏动处	面部	按揉法
	颊车	在下颌角前上方一横指凹陷中，用力咀嚼时，咬肌隆起最高点处	面部	按揉法
	下关	在颧弓下缘，下颌骨髁突前方凹陷中。合口有孔，张口即闭	面部	按揉法
	头维	在额角发际直上0.5寸处	头部	按揉法
	人迎	在颈部、喉结旁，胸锁乳突肌前缘，颈总动脉搏动处	颈部	按揉法
	足三里	在小腿前外侧，当犊鼻穴（外膝眼）下3寸，距胫骨前缘一横指处	下肢	推法
	丰隆	在小腿前外侧，当外踝尖上8寸，距胫骨前缘二横指处	下肢	推法
	内庭	在足背，当第2、3趾间，趾蹼缘后方赤白肉际处	下肢	推法

表1-14（续表）

经络	穴位	定位	部位	操作要点
足太阴脾经	三阴交	在小腿内侧，当足内踝尖上3寸，胫骨内侧缘后方处	下肢	推法
	阴陵泉	在小腿内侧，当胫骨内侧髁下缘凹陷中	下肢	推法
	血海	髌骨内侧缘上方2寸处	下肢	推法
手少阴心经	神门	腕横纹尺侧端，尺侧屈腕肌腱的桡侧凹陷中	上肢	推法
	少冲	小指桡侧指甲角旁约0.1寸	上肢	推法
手太阳小肠经	后溪	握拳，第五掌指关节后尺侧，横纹头赤白肉际	上肢	推法
	小海	曲肘，当尺骨鹰嘴与肱骨内上髁之间凹陷中	上肢	推法
	颧髎	目外眦直下，颧骨下缘凹陷中	面部	按揉法
	听宫	耳屏前，下颌骨髁状突的后缘，张口呈凹陷处	耳部	按揉法
足太阳膀胱经	睛明	目内眦旁0.1寸	面部	按法
	攒竹	眉头凹陷中	面部	揉法
	眉冲	眉头直上，神庭穴旁	面部	按揉法
	曲差	神庭穴旁开1.5寸	头部	按揉法
	五处	曲差穴直上，入发际1寸处	头部	按揉法
	玉枕	在头后部，当后发际正中直上2.5寸，旁开1.3寸，平枕外隆突上缘的凹陷处	头部	按揉法
足少阴肾经	涌泉	在足底部，足趾屈曲时，足前部凹陷处，约当足底第2、3趾缝纹头端与足跟连线的前1/3与后2/3交点处	下肢	推法
	太溪	在足内侧，内踝后方，当内踝尖与跟腱之间的凹陷处	下肢	推法
	照海	在足内侧，内踝尖下方凹陷处	下肢	推法

表1-14（续表）

经络	穴位	定位	部位	操作要点
手厥阴心包经	郄门	在前臂掌侧，当曲泽与大陵的连线上，腕横纹上5寸处	上肢	推法
	内关	在前臂掌侧，腕横纹上2寸，掌长肌腱与桡侧腕屈肌腱之间	上肢	推法
手少阳三焦经	翳风	在耳垂后方，当乳突与下颌角之间的凹陷处	耳部	按揉法
	颅息	在头部，当角孙穴与翳风穴之间，沿耳轮连线的上1/3与中1/3的交点处	头部	按揉法
	角孙	在头部，折耳郭向前，当耳尖直上入发际处	头部	按揉法
	耳门	在面部，当耳屏上切迹的前方，下颌骨髁突后缘，张口有凹陷处	耳部	按揉法
	和髎	在耳门前上方，平耳郭根前，鬓发后缘处	耳部	按揉法
	丝竹空	在面部，当眉梢凹陷处	面部	按揉法
足少阳胆经	瞳子髎	在目外眦旁，眶外缘凹陷处	面部	按揉法
	听会	在面部，当耳屏间切际的前方，下颌骨髁突的后缘，张口有凹陷处	耳部	按揉法
	上关	在耳前，下关穴直上，当颧弓的上缘凹陷处	面部	按揉法
	阳白	目正视，在瞳孔直上，眉上1寸处	面部	按揉法
	头临泣	在阳白穴直上，入发际0.5寸处	头部	按揉法
	阳陵泉	在小腿外侧上部，腓骨头前下方凹陷处	下肢	推法
	足临泣	在足背外侧，当第4跖趾关节的后方，小趾伸肌腱的外侧凹陷处	下肢	推法
足厥阴肝经	行间	在足背侧，当第1、2趾间，趾蹼的后方赤白肉际处	下肢	推法
	太冲	在足背侧，当第1跖骨间隙的后方凹陷处	下肢	推法

表1-14（续表）

经络	穴位	定位	部位	操作要点
督脉	大椎	在后正中线上，第7颈椎棘突下凹陷中	背部	推法
	百会	在头顶部正中线上，前发际上5寸，后发际上7寸处，或两耳尖连线与头顶部正中线的交叉点	头部	按揉法
	囟会	在前发际正中，直上2寸处	头部	按揉法
	上星	在头部正中线上，前发际上1寸处	头部	按揉法
	神庭	在额上部，前发际正中直上0.5寸处	头部	按揉法
	素髎	在面部，鼻尖的正中央	面部	按揉法
	人中	在人中沟上1/3与中1/3交界处	面部	按揉法
	兑端	在面部，上唇的尖端，人中下端的皮肤与唇的移行部	面部	按揉法
任脉	承浆	在颏唇沟的中点	面部	按揉法
经外奇穴	印堂	在额部，当两眉头之间处	面部	按揉法
	太阳	在颞部，当眉梢与目外眦之间，向后约一横指的凹陷处	面部	按揉法
	鱼腰	在额部，瞳孔直上，眉毛中间处	面部	按揉法
	山根	在鼻根部，左、右内眦之间处	面部	按揉法

25 按摩步骤操作有序

　　膏摩美容手法首先作用于皮肤，能清除表皮衰老的角化细胞，增加皮肤的弹性及光泽，并促使组织中的组织胺与乙酰胆碱的释放，加强面部血液循环，反射性地引起血液成分的重新分配，提高白细胞的吞噬能力，刺激脑下垂体，改善大脑状况，消除疲劳及疼痛，提高内脏功能，从而有利于人的身心健康与容貌美丽。面部穴位按压和推擦美容手法：第一步是洁肤后用洁净手指沾少许不含特殊成分按摩膏，均匀涂于面部，避开官窍，并顺着面部皮肤的肌肉纹理走向作螺旋状由下而上的按摩。第二步是点按穴位，即太阳穴、睛明、头维、百会、印堂、四白、迎香、地仓、颊车、肩井、翳风穴并配合每穴各按揉6~8次。第三步，除大拇指外，用其余4指双手沿下颌肌由下而上弹起并顺着颈部由上而下推到肩臂部，最后根据季节、体质等选取相应经络进行补泻按摩，约30分钟。面部美容治疗后，受术者能表现出肤色红润而有光泽，毛孔通畅洁净，脸部按摩后有温热感，皮肤肤色较原先洁白，有光泽。推拿按摩同时还能起到疏通经络、运行气血、加强新陈代谢、舒利筋脉、调节情志的作用。

施用按摩手法的注意点：应注意因人而异施用手法的问题。由于各人对手法轻重的感受度不一，施行手法要因人而异。视个人的体质、年龄酌情施术。初做者宜轻，久做者宜重；肤质幼嫩者宜轻，肤质粗厚者宜重。肥胖者宜多用拍法以减少面部过多脂肪，防止或减缓皮肤下垂；瘦者宜多用弹法以增加面部皮肤的弹性，防止皮肤松弛，减少皱纹等。要询问受术者的感受，随时调整手法的轻重，使受术者感到舒适、愉悦才能取得良好的美容效果。

1）按揉法

（1）双手拇指置于两侧太阳穴，两中指同时按揉神庭穴，依照此法，依次按揉眉冲穴、曲差穴。

（2）双手拇指抵住两侧五处穴，两中指同时按揉阳白穴。依照此法，依次按揉山根穴、印堂穴、四白穴、巨髎穴。

（3）双手拇指抵住眉冲穴，两中指同时按揉睛明穴。依照此法，依次按揉攒竹穴、鱼腰穴、和髎穴。

（4）双手拇指抵住临泣穴，两中指同时按揉丝竹空穴、瞳子髎穴。

（5）双手拇指抵住曲差穴，两中指同时按揉承泣穴。

（6）双手拇指抵住两侧神庭穴，两中指同时按揉迎香穴。

（7）两中指交叉按压人中穴、承浆穴。

（8）两中指同时按揉地仓穴、颧髎穴、大迎穴、颊车穴、下关穴、听宫穴、上关穴、听会穴、和髎穴。

2）按抚法

（1）颌部：双手掌面置于下颌，右手由左侧向右侧轻抚颈阔肌。左手反向重复进行。

（2）颊部：双手指尖相对，掌面置于鼻翼两侧，双手罗纹面紧贴面部皮肤，分别按抚左右颊部至外耳门，作左右、上下、弧形曲线往返移动。具体为双手中指位于两侧地仓穴，以由下而上、由里至外的手法螺旋状滑动按摩颊部至上关穴，再由禾髎穴按摩至太阳穴动。动作均匀和缓，一气呵成，用力轻而不浮，重而不滞。

（3）眼部：双手罗纹面紧贴眼部皮肤，双手中指位于睛明穴，先由上眼睑至下眼睑环状按摩眼轮匝肌，再经攒竹、鱼腰、丝竹空、瞳子髎、承泣抚抹至睛明穴，反复多次，手法需轻柔。然后，双手示指、中指分别位于丝竹空、瞳子髎穴，双手同时向两侧额角轻拉眼尾皱纹。

（4）唇部：双手罗纹面紧贴口周皮肤，双手中指、环指自承浆穴向地仓穴按抚至人中穴、兑端穴，再返回承浆穴。然后双手分别置于上、下唇部，中指、无名指交替自一侧地仓穴按摩至另一侧地仓穴。

（5）额部：双手罗纹面紧贴额部皮肤，左手位于左侧额角，示指与中指分开，右手中指由左向右螺旋状按摩额肌，左手跟进。由右向左，左手按摩，右手跟进。

然后中指、环指位于左额角，双手交替由左向右，再由右向左呈"S"形按摩额肌。

双手中指、环指位于印堂穴，以里上外下的手法分别向两侧额角作螺旋状按摩。

双手掌根位于额部，两手交替向头顶部按摩整块额肌。

（6）耳部：双手示指、中指夹于耳部，以抹法加力按摩耳部周围各穴位肌耳后肌，并向外耳门方向按压耳郭。

3）揉捏法

主要用于耳部。拇指和示指揉捏两侧耳郭。双手中指与示指屈曲，其内侧面轻拿两侧耳轮。

整套操作时间可控制在30分钟左右。

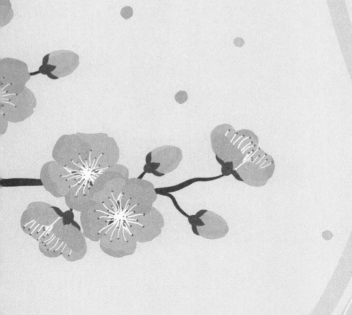

第二篇

春季篇

1　春季的时令特点如何？

春季，从立春始至谷雨末，包括农历立春、雨水、惊蛰、春分、清明、谷雨六个节气。春令三个月，春回大地，阳气升发，空气湿润，嫩芽吐露，是一个推陈出新、万物俱兴的大好时节。气候多风，故风邪致病为多。春季气候变化经过两个阶段：一是从立春到惊蛰，此时段气候变化无常，时冷时热；二是从春分到立夏，此阶段为雨季，雨多湿重，但气候相对稳定。在春季的第一阶段皮肤的适应性较差，原因是这一阶段皮肤刚刚度过寒冷的冬季，冬季是闭藏的季节，肌肤毛孔紧闭，以外御寒冷，转到春季，万物升发，有一个适应的过程。早春气候变化多样，时冷时热，此时皮肤尚处于适应阶段，其血液循环及淋巴回流都较差，皮肤组织细胞的活跃度弱，一时难以顺应气候的急骤变化，会发生一些皮肤反应。春季，草木靠阳光雨露的恩泽，生机盎然，欣欣向荣。自然界阳气由弱转强，万物复苏，百草萌发，气候由寒冷过渡到和暖，从干燥转变为湿润，从西北风转向东南风，气候多风，日照逐渐增强，天气虽然暖和，但地气仍凉，时暖时凉是它的特点。王安石作诗曰："春日春日有时好，春日春日有时恶，不得春风花不开，花开又被风吹落。"反映了春天的气候像小孩子的脸，为一个多变的季节。此时也是细菌、病毒等微生物繁殖和传播的季节，俗话说：百草回芽，百病发作。春季是一个疾病好发的季节。

2　春季对哪个脏器的影响最大？

春季气候变化与人体肝脏关系最为密切。春天万物苏醒，万物之气升发舒畅，自然界气候正常，则体内肝脏功能正常，主要表现为肝的疏泄功能和喜条达的特性，即肝脏具有保持全身的气处于散而不郁、通而不滞的生理状态。肝主疏泄，主藏血，主筋，外荣爪甲，开窍于目。肝与美容的关系主要体现在眼睛、肢体、爪甲的健美上。若肝气条达，藏血充足，则面色红润，目光炯炯，爪甲坚韧，肢体灵活，体形健美。若肝失疏泄，肝血不足，上不能养面目，外不能濡润于筋，则出现视物模糊、两目干涩、夜盲、肢体运动失灵、爪甲不荣等诸多有损美容的症状。同时如果肝气疏泄太过，会出现好激动、易发怒等症。肝气郁闭不畅，则出现郁郁寡欢、皮肤生斑等症状。春季气候异常，最易导致肝病。

3　春季气候对皮肤有哪些影响？

春天是皮肤最易过敏的季节。春季气候多风，以风邪致病为多。风邪致病，多变化迅速无常，皮肤的状况最不稳定，这是因为季节更替，皮肤要适应寒冬转为春暖的变化过程，温差大，冷暖相差悬殊，皮肤难以适应。所以春天人体皮肤比较敏感，常表现为皮肤过敏，如荨麻疹（俗名风疹块）等症状多半在此时盛行。荨麻疹发作无常，瘙痒不已，小如麻粒丘疹，大如豆瓣，甚则融合成片，此起彼落。也有人因春光明媚而充满活力，温暖天气使内分泌旺盛，不少人就过分地使用洗面奶及去脂力强的洁肤品。这样容易破坏皮脂膜而使之缺乏抵抗力，产生皮肤过敏。许多人皮肤过敏后，又停止了护理保养，致使皮肤水分不足，容易起皱，导致恶性循环。此外，紫外线强烈时，如果突然换上短袖衣服，极易产生突发性红肿和发痒等病症，形成日光性皮炎。

该季节若过食如海鱼、蟹、虾等含异体蛋白的"发物"及辛辣食物后，往往会诱发原有病症。

春季大地复苏，又是鲜花开放的季节，各种花粉、孢子伴随尘埃悬浮在空气之中，再随着风速风向形成不同范围的传播。这些微粒，作为异物进入体内，亦可引起荨麻疹、哮喘、过敏性紫癜等过敏性疾病。

春季天气变化无常，乍暖还寒，致使血管骤然收缩和扩张，容易引起毛细血管破裂出血；同时入春转暖，空气的温度升高而湿度降低，皮肤易发生干燥。所以春季一定要做好相应的皮肤保养。

过敏性皮肤可选用抗过敏精华素导入，然后用消除敏感的面膜，以降低皮肤对外界的直接反应，强健敏感的细胞膜，调节和减轻皮肤的敏感度，增强皮肤的抵抗力。

4　你想了解春季皮肤护理的原则吗？

春季皮肤护养的原则是：

（1）清洁皮肤；

（2）避免过多地沐浴；

（3）使用护肤品有效保养；

（4）适度防晒；

（5）适宜饮食；

（6）起居规律。

5 春季皮肤为什么要重视清洁?

春季经常刮风，尘埃飞扬，是较易出现空气污染的时候。角质、皮脂及外来污垢若不能彻底清除，则会堵塞毛孔，产生恼人的痘痘。毛孔的堵塞还直接影响保养品的吸收；皮肤清洁不彻底，易造成角质肥厚，没有去除多余角质的皮肤在触感上会显得相当粗糙，同时也容易出现皱纹，皮肤不光滑细致。春天昼夜较大的温差和干燥的气候，也易引起皮肤干燥、脱屑，出现脂溢性皮炎等。所以春季皮肤要重点清洁保养，适度去角质，使用清洁面膜护理。

6 春季皮肤的有效清洁

有效清洁的方法是一天洗2~3次脸，只有清洁工作彻底完全，保养工作才可以说是到位。

那么春季清洁一定要去角质吗？春天温度升高，生物活力比较旺盛，皮肤细胞活动较为活跃，冬天所造成的粗糙皮肤在这个季节开始加速细胞更替。及时适度地去角质，有助于肌肤去死皮的过程，这样就能在短时间内展现你的亮丽肌肤，所以去角质对清洁皮肤是有利的。

7 去角质如何才叫适度呢?

以和缓的方式将皮肤最外层的角质去除，称为适度去角质，它可促进表皮的新陈代谢、细胞的更新，让皮肤自由呼吸。皮肤角质形成的周期是一个月左右，所以可以28天左右去除一次角质。频繁地去角质反而会对皮肤造成损害。去除角质的手法一定要轻，许多人会有这样的感觉：以前皮肤不敏感，不知什么时候皮肤变得敏感了。除了许多的外因，如精神压力大、空气污染等情况外，错误地去除角质也会引起敏感。去角质产品：建议使用膏体较粗大的磨砂膏。

8 什么样的美容品去除角质最好?

不同皮肤去角质产品的使用指导见表2-1。

表2-1 不同皮肤去角质产品的使用指导

皮肤性质	去角质产品	刺激度	注意点
中性皮肤	磨砂啫喱	对皮肤的刺激较小	—
干性皮肤	去角质膏、磨砂啫喱	对皮肤的刺激较小	—
敏感皮肤	去角质膏、磨砂啫喱	对皮肤的刺激较小	敏感区一定要慎用
非常敏感皮肤	不适合去除角质	—	
油性皮肤	磨砂膏	对皮肤的刺激较大	不宜频繁使用
	去角质膏、磨砂啫喱	对皮肤的刺激较小	与上述产品交替使用
混合性皮肤	磨砂膏	对皮肤的刺激较大	可分区去除角质
	去角质膏、磨砂啫喱	对皮肤的刺激较小	与上述产品交替使用

9 春季怎样沐浴对肌肤有利?

经过寒冷的冬天,春天的到来令人喜悦。温度的升高,给沐浴创造了良好的条件,沐浴后的清爽、惬意不言而喻,所以很多人热衷沐浴。但你是否知道过多沐浴、用搓澡巾用力擦洗皮肤会带来什么样的后果? 沐浴过多并不是人们想象中那样能够洗掉皮肤上的污垢,并不能将其视为讲卫生的好习惯。其实,从皮肤的生理角度来看,过度沐浴对皮肤有害。角质层与其表面皮脂和水分乳化形成的皮表脂质膜,共同构成了皮肤最表面的保护层,起着十分重要的屏障作用。如果将角质层去掉,水分的丧失将增加10倍以上。过度沐浴和洗澡时用搓澡巾用力擦洗皮肤,常常使尚未完全角化的角质细胞过早剥脱,甚至将角质层完全剥脱,露出鲜红的颗粒层或棘层皮肤,使皮肤的屏障保护作用大大减弱,机体很容易遭受外界环境中的各种损害。长此以往,皮肤的老化就在所难免了。为了皮肤的健康亮丽,请正确沐浴,浴后一定要在水分尚未干掉前,赶紧涂抹橄榄油、美体乳之类的护肤品,特别是肌肤容易干燥的部位。当水分和油分一同渗入肌肤时,你会感到全身滑爽,轻松愉快。

10　春季如何选用护肤品保养？

　　春季应给肌肤多一点关爱。一年之计在于春，这是一个良好的开端。适当地去除角质后加上适度按摩，选用适时的护肤品，使用不含香料、不含酒精的产品（香料、酒精易引起肌肤敏感），可使皮肤皱纹线条淡化，整个皮肤状况转入最佳状态。详细的春季适时护肤品保养见表2-2。

表2-2　春季适时的护肤品保养

肤质	护理要点	产品	注意点	时令中药
干性皮肤	补充水分、补充油脂、补充营养	含高脂的护肤品，如乳液、香脂、冷霜等；精华素；天然植物敷面膜	保暖、避风；用软水质的水净肤，水温不可太高；多饮水，多喝果菜汁、花茶，补充皮肤氧份；以保湿为核心，适当按摩，促进血液循环	可加入清凉、祛风之品，如荆芥、菊花、桑叶等
中性皮肤	补充水分、补充油脂、补充营养	含高脂的护肤化妆品，如乳液、香脂、冷霜；精华素；天然植物敷面膜	保暖、避风、防湿；日间修护、夜间补充滋养液，轻柔按摩	
混合性皮肤	清洁面部，补充水分、补充营养	清爽、保湿的清洁霜、洁肤乳；精华素；天然植物敷面膜	避风、防湿；注意防止T区受污染，按皮肤分区护理	可加入祛风祛湿清热之品，如荆芥、蒲公英、栀子、芦根等
油性皮肤	清洁面部，补充水分、补充营养	爽滑、温和的洁面乳；臭氧蒸汽消炎杀菌；水质性护肤品；精华素；冰河泥面膜	保持皮肤清洁，保持心情舒畅，保持大便通畅，多食清淡食物，减少油脂分泌	
敏感性皮肤	清洁面部，补充水分、补充营养	水；温和的洁面乳；保湿乳液；抗过敏面膜	严格避风、防湿；忌用含酒精和香料成分多的护肤品	可加入祛风之品，如防风、乌梅、全蝎等

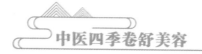 **11 春季紫外线的真面目你看清楚了吗?**

初春的太阳对刚告别严冬的人们来说是多么的温暖，多么的令人喜悦。适当的沐浴阳光对人体无疑是非常有利的。但要注意，春季由于南北极的冰层与阳光照射所造成的化学作用会严重破坏臭氧层，因此春季是臭氧层臭氧含量最少的季节。缺少了这层防护外衣，紫外线就会轻而易举地侵犯人体肌肤，加上过冬的皮肤对太阳的抵抗力较弱，很容易受到紫外线的伤害。很多人不知道皮肤晒黑其实是从春天开始的，春天虽无夏日的骄阳似火，但紫外线对肌肤的伤害是非常大的，只是因为皮肤的新陈代谢周期是28天，4月底、5月初受到伤害的皮肤，要到6月份才出现晒斑，因此往往会误以为是夏季晒伤而忽略了春季的防晒。鉴于春天多风沙，气候较为干燥，容易出现肌肤敏感现象，春天的防晒重点应放在防晒、隔离、抗过敏上。除了防止紫外线侵害外，还应隔离空气中的污染物质和致敏颗粒，宜选用含有防晒成分的隔离乳霜，根据个人的环境选取不同防晒度的产品。为了中和防晒品中过多的油分，可以在化妆后薄薄地施一层散粉，并用面巾吸去油光。要想皮肤白皙一定要注意春季的适度防晒。

12 如何保持春季活力丽白?

春季的阳光渐渐变得强烈，为了迎接夏季的到来，可以先在春季做一些准备工作，这样可以享有一整年的美白肤质。春季是万物升发、欣欣向荣的季节，皮肤的功能也处于生机勃勃的活力状态。通过适时的茶疗、饮疗、药汁疗、中药面膜、香熏面膜等适时的活力丽白综合疗法，您一定会拥有亮丽的肌肤。春季活力丽白保湿疗法见表2-3。

表2-3 春季活力丽白保湿疗法

肤质	茶疗	饮疗	药汁疗	中药面膜	精油香熏面膜
干性皮肤	玫瑰茶	橘子牛奶汁	枸杞地黄汁	白芷天冬膜	薰衣草保湿面贴膜
中性皮肤	金橘茶	橘子牛奶汁	沙参白芷汁	当归木耳膜	玫瑰养颜面贴膜
油性皮肤	莲子茶	蜂蜜枇杷汁	连翘桑皮汁	白芷薄荷膜	柠檬清爽平衡面贴膜
混合性皮肤	菊花茶	胡萝卜汁	决明子茶	白芷茯苓膜	柠檬清爽平衡面贴膜
敏感性皮肤	人参乌梅茶	凤梨汁	防风乌梅汁	珍珠远志膜	洋甘菊抗敏面贴膜

13　春季哪些食物对人体有利?

　　春季,万物复苏、天地生机益然,人体阳气也会顺应自然、渐趋旺盛。皮肤处于苏醒阶段,抵抗力弱,除了外在保养外,在饮食上也要多加注意。清晨可以喝杯牛奶,许多年轻女性为了保持身材苗条,早晨不吃早餐,其实这样反而不利于健康。牛奶中的钙对皮肤光洁很重要,而且早晨饮用牛奶,可使血液中的新陈代谢加快,预防便秘和贫血的产生,使机体更显年轻。饮食建议多摄取富含维生素B$_6$、维生素C、维生素E类的食物,例如绿色蔬菜、水果、豆类及豆制品、瘦肉和植物油等。避免过量食用高脂类、糖类食品,如巧克力、薯片等。可以食用有美容作用的食物,如豌豆,其除了能补充人体营养以外,炒而嚼之,还可锻炼面部肌肉,促进面部的血液循环和新陈代谢,从而使面色红润,皮肤光滑;同时,将豌豆粉调鸭蛋清涂敷在面部,还有祛斑润肤之功效。春季对人体有利的食物见表2-4。

表2-4　春季对人体有利的食物

谷物类	水果类	动物类	海鲜类	蔬菜类	中药	其他
薏米、玉米、豌豆、糯米、燕麦片	甘蔗、雪梨、香蕉、柑橘、草莓	甲鱼、螺蛳、鸭肉、鱼、牛肉、鸡肉	海蜇、海带	芹菜、青菜、黄瓜、菠菜、番茄、荸荠、冬瓜、百合、莲藕、扁豆	玄参、麦冬、玉竹、芦根、黄芩、板蓝、竹茹、菟丝子、黄芪、枸杞子、防风、豆豉、牛膝、白术、冬虫夏草	乳品、豆腐、蜂蜜、银耳、绿豆、芝麻、葱、姜

 14　春季的起居规律如何?

　　人体经过冬季休整调养之后,迎来了春光明媚的季节,大地气温明显回升,阳气逐渐升发,人们应顺应自然早睡早起,保证足够的睡眠。清晨起来,适当运动,呼吸新鲜的空气,调整情绪,保持充沛的精力。注意劳逸结合,生活有序。冷暖交替的季节,应注意保暖,以防感冒。睡前请勿进食。临睡前吃食物,往往会增加胃的负担,特别是巧克力、咖啡这类刺激性食物,不但会刺激你的胃,还会刺激神经中枢，使你晚间处于兴奋状态，难以入眠而造成休息不足，早晨起来就会面庞浮肿，神色疲倦。

15 顺时而为的春季按摩手法

春季多风，气机升散，皮肤血管易扩张，易过敏，故手法宜轻，多按揉，少摩擦，多点穴，以疏通为主。选用肝经行间、太冲等穴位，泻法为主，即逆足厥阴肝经经络循行方向操作，逆时针方向按揉。采取短时间、向下推行、直线推动的手法，手法必须灵活运用。只有手法使用恰当，才能发挥出最好的作用。

1）按揉法

（1）双手拇指置于两侧太阳穴，两中指同时按揉神庭穴、眉冲穴、阳白穴、山根穴、印堂穴、四白穴、攒竹穴、鱼腰穴等，手法宜轻柔，采取短时间逆时针方向按揉。

（2）双手拇指抵住曲差穴，两中指同时按揉承泣穴。手法同上。

（3）双手拇指抵住两侧神庭穴，两中指同时按揉迎香穴。手法同上。

（4）两中指交叉按压人中穴、承浆穴。

（5）两中指同时按揉地仓穴、颧髎穴、大迎穴、颊车穴、下关穴、上关穴。手法同上。

2）按抚法

（1）颌部：双手掌面置于下颌，右手由左侧向右侧轻抚颈阔肌。左手反向重复进行。

（2）颊部：双手指尖相对，掌面置于鼻翼两侧，双手罗纹面紧贴面部皮肤，分别安抚左右颊部至外耳门，作左右、上下、弧形曲线往返移动。具体为双手中指位于两侧地仓穴，以由下而上、由里至外的手法螺旋状滑动按摩颊部至上关穴，再由禾髎穴按摩至太阳穴处。动作均匀和缓。

（3）眼部：双手罗纹面紧贴眼部皮肤，双手中指位于睛明穴，先由上眼睑至下眼睑环状按摩眼轮匝肌，再经攒竹、鱼腰、瞳子髎、承泣抚抹至睛明穴，反复多次，手法需轻柔。然后，双手示指、中指分别位于丝竹空、瞳子髎穴，双手同时向两侧额角轻拉眼尾皱纹。

（4）唇部：双手罗纹面紧贴口周皮肤，双手中指、环指自承浆穴向地仓穴按抚至人中穴、兑端穴，再返回承浆穴。然后双手分别置于上、下唇部，中指、环指交替自一侧地仓穴按摩至另一侧地仓穴。

（5）额部：双手罗纹面紧贴额部皮肤，左手位于左侧额角，示指与中指分开，右手中指由左向右螺旋状按摩额肌，左手跟进。由右向左，左手按摩，右手跟进。

然后中指、环指位于左额角，双手交替由左向右，再由右向左呈"S"形按摩额肌。

双手中指、环指位于印堂穴，以里上外下的手法分别向两侧额角作螺旋状按摩。

双手掌根位于额部，两手交替向头顶部按摩整块额肌。

（6）耳部：双手示指、中指夹于耳部，以抹法加力按摩耳部周围各穴位及耳后肌，并向外耳门方向按压耳郭。

3）揉捏法　主要用于耳部。拇指和示指揉捏两侧耳郭。双手中指与示指屈曲，其内侧面轻拿两侧耳轮。

整套操作时间可控制在30分钟左右。

16　春季皮肤的恼人病症

一年四季，各种疾病的发生不是平均分布的。春天多风邪为患，常见皮肤疾病主要有皮肤过敏症，诸如鲜芒果导致的日光性皮炎、荨麻疹、春季皮炎、风疹、春季风瘙痒（风盛郁肤证）、湿疹、神经性皮炎等，春季皮肤常见症状的原因和预防措施见表2-5。

表2-5　春季皮肤常见病症的原因和预防措施

病症	皮肤表现	原因	预防措施
皮肤过敏症	有皮肤潮红、瘙痒、起块的过敏现象，突发突退，不留任何痕迹；暴露部位明显，遇冷加剧，得温则解；冬重夏轻，早晚重，中午轻；皮肤划痕试验阳性	饮食不当，吃鱼虾等发物，花粉过敏	忌食鱼腥发物、辛辣之品；远离花粉、动物性致病异物；和顺心情，切忌恼怒；适时增减衣服；戒除烟酒；抗过敏治疗

表2-5（续表）

病症	皮肤表现	原因	预防措施
春季皮炎	皮肤明显感觉不舒服，起屑，刺痒	紫外线较强，温差大，气候干暖	注意皮肤保健和护理，注意面部的清洁，勿让污垢阻塞毛孔；使用乳液类护肤品；多吃含维生素A的水果和蔬菜
风疹	全身皮肤起细疹，细小如疹，春秋季节易发；多见于6个月至5岁左右的婴幼儿，易流行于集市、公共场所；病程一周左右，治愈后终身不发	风邪侵犯，机体稚嫩，感染风疹病毒	清淡饮食，多饮开水，可饮绿豆汤、芦根汁、金银花露等；避风，不宜在室外多逗留；保持室内空气清新；结合药物治疗
春季风瘙痒（风盛郁肤证）	周身皮肤瘙痒，痒无定处，经年累月，皮肤肥厚，严重者则可出现苔藓样改变，好像牛颈项之皮；多发于春季，病程较长	外受风邪，未经发泄，郁于肌肤	忌食辛辣鱼腥等动风之品；避免风的刺激；不宜热水洗烫、过度抓搔；内衣以棉织品为好；保持大便通畅；加强皮肤保养

第三篇 夏季篇

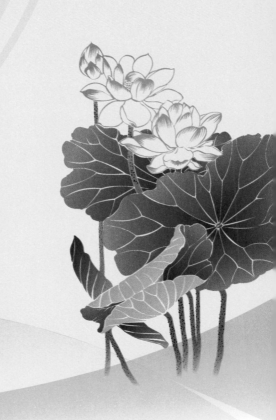

1 夏季的时令特点如何?

夏季,从立夏始至大暑末,包括农历立夏、小满、芒种、夏至、小暑、大暑六个节气。夏令三个月,气候炎热,多火热之邪为病。炎炎夏日,万物生长茂盛。它是一年中阳气最盛的季节,艳阳普照,地热蒸腾,自然界万物繁荣,争奇斗艳,这种气候环境对万物的生长发育非常有利。其中最富有代表性的植物是荷花。宋代诗人杨万里有诗曰:"毕竟西湖六月中,风光不与四时同,接天莲叶无穷碧,映日荷花别样红。"六月的荷叶碧绿无边,与天相接,荷花在阳光的照射下,格外鲜红,红艳与碧绿相映,显得分外别致。水陆草木之花,可爱者甚多,唯荷花出淤泥而不染,濯清涟而不妖,其清幽的香气、卓然挺立的姿态和庄重的气质,着实令人敬爱。正是这姿质之美,才变化出无限生动的形态之美,这种美丽无须修饰,月光、雨水只是增添其美的神韵,使其更加风姿绰约。自然界如此,人当然亦是如此。人们只要适应夏季时令特点,正确调摄,夜卧早起,情绪稳定,就能气血调和,气质非凡,处处体现出绰约风姿。

2 夏季对哪个脏器的影响最大?

夏季气候变化与人体心脏关系最为密切。夏天万物茂盛,动植物都处于生机勃勃的状态,人体的各种功能、代谢也相应处于兴奋状态。自然界气候正常,则体内心脏功能正常,主要表现在心主血脉和神志功能方面。心主血脉,"其华在面",因此心与美容的关系主要体现在额面美方面。心功能正常,则血液充盈,循环通畅,面色就显得红润光洁。若心的主血液、神志的功能失职,心血不足,不能上荣于头目、颜面和充盈于脉,则面色干涩苍白;若心血瘀阻,血脉运行不畅,则面色紫暗,口唇青紫。心火偏旺,容易出现面赤。所以在炎炎夏季,应该饮用清凉泻火之品,避免食用助热、助火之品。又因为夏热汗出过多,易导致阳气耗散,所以应适当使用夏令补品调养,在服用补药时,需根据自己身体的体质类型,选用相宜的滋补药品。补机体的气,但不助热气;补机体的阳,但不助火气;平淡清补,既有利于充分发挥滋补品的疗效,又可避免因盲目进补带来的不良后果,不让炎炎夏日侵害亮丽肌肤。

长夏季节(指每一季节的后18天,也有特指夏秋之交),气候多湿,与人体脾脏关系最为密切。脾,为后天之本,化生气血,主四肢肌肉,"其华在唇",

与美容的关系主要体现在四肢肌肉、皮肤毛发健美及人体生长发育方面。当脾职健运，气血生化充足，则全身脏腑组织、四肢百骸、肌肉皮毛都能得到充分的营养，人体就能维持正常的生理活动和生长发育，显得精力充沛，肌肉丰满强劲，指掌活动自如，皮肤口唇红润光泽。反之，脾失健运，机体的消化吸收功能失常，气血生化无源，不仅可引起面色萎黄、唇、甲淡白无华，肌肉萎缩无力，严重时可影响机体的生长发育，出现身材矮小，体瘦，或面部较早出现皱纹，呈现早衰征象。

3　夏季气候对皮肤有哪些影响？

由春至夏，气候也由温过渡到热，在炎热夏日里，无论是哪种皮肤都是比较滋润的。在这个季节中机体各种代谢都相对旺盛，尤以汗液更为明显。夏令季节，气候炎热，汗孔自然开泄以宣散暑热，符合暑性升散的规律。所以人体阳气最宜发泄。暑天气温高，有利于皮肤、肠道中病菌的生长繁殖，皮肤感染机会增多；皮脂分泌旺盛，出汗较多，皮肤表面湿度较大，皮肤大都裸露在外，如不及时清洁污垢则极易引起毛囊阻塞而发炎，故夏季好发痘症、疮疡、急性化脓性毛囊炎与毛囊周围感染等病症。暑热湿蒸，又易致暑热疮，即夏季皮炎。日光杀手对皮肤毫不留情，皮肤会被蒸熏黑，斑点明显。若过度受到日光暴晒，还容易生日晒疮，即日光性皮炎。暑热汗泄不畅，则易生痱子，若暑热汗出不透，暑热内伏，还可表现为中暑、日射病、热痉挛等病症。暑热之气，不能疏解，郁于膻中，还可致心烦、情绪不畅等症。

夏季，强烈的紫外线容易灼伤皮肤，人们应避免在强烈的阳光下暴晒，室外工作宜遮阴；在使用防晒用品后，应当每天清洗，以免其堵塞毛孔而导致皮肤疖肿；故要注意个人卫生，勤洗澡、勤换衣服、勤理发、勤修指甲。一旦出现痱子，不可搔抓，应用止痱水；夏季使用化妆品易堵塞毛孔而变生感染，糖尿病患者尤其不宜使用化妆品，因其皮肤一旦破损不易愈合。

长夏季节，气候多湿，湿邪浸淫肌肤，可致肌肤疮疡、湿疹而流脓水秽浊等。

伤暑有阴、阳之分，即阳暑和阴暑。阳暑，是指患者在烈日下劳作，或长途行走，或因在高温、通风不良、湿度较高的环境下长时间劳作所引发。这种中暑往往病情重而危急。阴暑，是夏日过于避热贪凉引起的。由于夏季暑热湿盛，人们毛孔开张、腠理（肌肤的纹理和间隙）疏松，在睡眠、午休和纳凉之时，过于避热趋凉，如夜间露宿室外，或坐卧于阴寒潮湿之地，或在树荫下、水亭中、阳台上乘凉时间过长，或运动劳作后立即用冷水浇头冲身，或立即快速摄入大量冷饮，或睡眠时被电扇强风直吹，均可导致风、寒、湿邪侵袭机体而引发阴暑，出现身热头痛、无汗恶寒、关节酸痛、腹痛腹泻等症。所以不可过于避热贪凉。

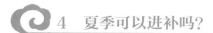

4 夏季可以进补吗？

夏季，人体为了适应季节，新陈代谢增快，大量出汗，消耗极大，人在夏季有"无病三分虚"之说。人们经常感到体虚、乏力、纳呆、口淡无味及体重减轻，这些都是"虚"的表现。既然是虚，就要补。夏季进补，一可提高机体抗病能力，使之安然度夏；二可预防夏季易发的疾病；三是具有"冬病夏治"的意义，尤其是慢性支气管炎、哮喘等疾病，夏季是扶正固本的最佳时节，可采用夏季适时膏方以内养外，表里和谐，改善体质，驻颜美容。

5 如何在夏季进补？

夏季进补要遵循"春夏养阳，秋冬养阴"的原则而行。过去人们一直认为进补只是冬季之事，事实上，夏令进补更具有其独特之处，对患者来说更是必要。常用夏令进补的方法有食补和药补。

食补：主要是通过饮食来改善、调节人体状况，满足机体营养需求。饮食宜味清淡、品种丰富，瘦肉、鸡肉、鱼、虾是食补佳品，这类食物具有低脂肪、高蛋白、无油腻感等特点，最适合夏季食用。此外，食醋对增进食欲、帮助消化有良好作用，宜多用之。食补时必须注意脾胃功能，任何有碍胃肠的食物均属忌食之列，如油腻、烧烤的食物。此外，必须少食带糖或冰凉的饮料，以免损伤脾胃。冰凉饮料在损伤脾胃的同时，对服用补品也不利，因补益之物，得温则行，大量服用冷饮会使脾胃运化失职，湿热内生。

药补：主要以补脾胃、益气阴之品为主。黄芪补气，它是一味夏季进补的好药，其有降糖的功效，还能收汗固表，对恢复元气、强壮机体有良好作用。人参也是夏补之佳品，每日口服少量人参，有止渴生津、大补元气的功效。夏令补气，一则可补虚，二则可健脾，不使纳呆、乏力等症状出现。另外，西洋参、石斛均有益气、生津、清暑等作用，同样是暑令进补的佳品。

简易可行的膏方更是佳选。膏方不只是冬令专利，它适用于四时。应根据不同季节，采用相应的膏方。

6 夏天皮肤是如何调节体温的？

体温是机体内物质代谢过程中产生热量的表现，也是机体细胞进行各种生化反应和生理活动必不可少的条件之一。由于外界环境和机体活动情况不同，人体散热方式可随之发生变化。如气温升高，以传导和辐射方式的散热减少，通过汗液蒸发这一方式的散热增加。当气温在35~39 ℃时，人体2/3的余热通过汗液蒸发排出。在下列气象条件下，人的体温调节中枢不能完成其调节机能，影响人体体温调节机能的因素见表3-1。

表3-1　影响人体体温调节机能的因素

相对湿度	气温	状态
相对湿度 85%	气温30~31 ℃	机体调温功能失调，易致疾病
相对湿度 50%	气温38 ℃	机体调温功能失调，易致疾病
相对湿度 30%	气温40 ℃	机体调温功能失调，易致疾病

7 皮肤是如何发挥排泄作用的？

皮肤具有一定的分泌和排泄功能，即通过汗腺分泌和排泄汗液，皮脂腺分泌和排泄皮脂，达到调节水液代谢的作用。排汗具有散热降温、保护皮肤、排泄废物、代替肾脏部分代谢等功能；皮脂具有形成皮表脂质膜、润泽毛发及皮肤的作用。

8 你了解夏季皮肤护养的原则吗？

夏季皮肤护养的原则应是：

（1）洁肤；

（2）保湿；

（3）使用护肤品有效保养；

（4）加强防晒；

（5）适宜饮食；

（6）起居规律。

9　夏季皮肤为什么要重视清洁？

夏季，气温上升，气候闷热，导致毛孔扩张，皮脂腺与汗腺的分泌会大大增加。虽然汗水能帮助排热，但汗液同时也是细菌滋生的温床，容易对皮肤造成损害。因此，要重视皮肤的清洁。若外来污垢不能被彻底清除，则易堵塞毛孔，产生许多皮肤不适。

10　夏季频繁去角质是合理护肤吗？

去角质，往往被视之为洁肤的重要手段。那么，夏季洁肤可以频繁去角质吗？肌肤的角质有非常重要的作用：可以阻隔阳光伤害皮肤组织；可以防止外来有毒物质对机体的侵害；可以有效防止一些微生物的入侵；可以抵抗风吹、日晒、雨淋等外来刺激。如果人为频繁地去角质，会违背皮肤的自然代谢规律。尤其在盛夏季节频繁去角质，肌肤在失去角质保护后，很容易发生接触性皮炎，细菌的感染率也会相对增加，所以夏季不宜频繁去角质。

11　夏季使用果酸护肤品合适吗？

使用果酸护肤品后，脸上一般会脱落一些小皮屑，使新生的皮肤暴露在外。新生皮肤是经不起烈日暴晒的，其受到强烈阳光的照射，会很容易被灼伤。所以夏季不宜使用果酸护肤品。

12　夏季皮肤的有效保洁

不同肤质在夏季有不同的保洁方式，夏季皮肤的保洁见表3-2。

表3-2 夏季皮肤的保洁

肤质	方法	护肤品	作用	注意点
油性皮肤	以油洗油	洁肤霜或卸妆油，含金缕梅、薄荷、小黄瓜等成分的洁肤膏	消炎杀菌作用；卸妆油能清除不溶于水的污物，清除皮脂，诱出油脂用湿纸巾擦去，或用水清洗	油全洗掉的同时又过分刺激了油脂分泌，皮肤反而出油更厉害，甚至导致脱皮、过敏，青春痘现象越洗越严重，因此平衡清洁最重要
	泡沫洁面	洁肤膏，低刺激性、温和、偏中性或弱酸性的皂类、凝胶、清洁乳	杀菌、消炎、收敛，去除油脂	
干性皮肤	泡沫洁面，水洗洁面	弱酸性的洁面乳、清水、洁肤棉	清洁油脂和污物，又避免过度破坏肌肤屏障	洁面乳清洁T字部位，两颊用清水洗，不可过度清洁洗去皮脂膜，洗完后补充水分以保湿
中性皮肤	泡沫洁面	洁肤膏、洁面乳、洁肤棉等	祛除多余油脂和角质	用泡沫丰富的洁肤产品洗去毛孔内污物和油脂，忌频繁和过分地用力洗脸
混合性皮肤	泡沫洁面，水洗洁面	含控油成分的洁面产品、清水	祛除T区油脂污物，保持U区水油平衡	T区可用洁肤产品清洁，保持毛孔通畅；U区可用清水冲洗，以防止干燥

13 夏季皮肤为什么要保湿？

皮肤对季节和气候的变化是相当敏感的，皮肤不是常处在恒定的状态。皮肤缺水的原因有两种：一是环境因素；一是护理不当。天气炎热，汗出过多，机体就会缺水，皮肤缺水就会显得干燥无华，此时，适当的补充水分就显得十分重要。如果无法改变身处的环境，如酒吧、饭店、工厂生产线、空调房间等，就必须好好做皮肤护养工作了。

14　夏季皮肤如何保湿？

在选用护肤品时，尽量使用含有充足水分和养分的乳液，既易于皮肤吸收，又能有效隔离部分不良空气微粒。熬夜时，应该注意让室内空气保持通畅并有一定的湿度。夏季需补充充沛的水分，成人每天大约需喝1 500 ~2 500 mL的水，具体视出汗量、活动量和体重而异。方法是早晨起床时先喝一些水，可以补充一夜所消耗的水分，降低血液浓度，促进血液循环，维持体液的正常水平。然后每隔一段时间饮一杯水，每次约100 ~150 mL，最多不超过240 mL，否则多余的水不能被身体有效吸收。水温宜在10 ℃以上。减肥的人可在饭前喝，20分钟后再进餐。健身前30分钟可喝100~150 mL的水，健身后要补水，喝水同时不忘补充营养。夏天可多喝一些富含维生素、微量元素的果汁、花茶和矿泉水。可以将西瓜、苹果、胡萝卜、番茄等新鲜蔬果，放在一起榨成营养丰富的果蔬汁，由内而外，补充肌肤缺失的养分，帮助皮肤自我修护。另外不要长时间吹空调，不要在阳光下暴晒。

15　夏季饮茶越多越好吗？

饮茶对清油解腻、增强神经兴奋以及消食利尿具有一定作用，但并不是喝得越多越好，饮用不当不但对身体无益，还可能会醉人伤身。一般而言，每天1~2次，每次用茶叶2~3 g比较适当。饮茶不当会醉人，知之者甚少。心慌、头晕、四肢乏力或站立不稳并有饥饿感，均为"醉茶"的症状。那些平时多以素食为主，少食脂肪的人如果大量饮用浓茶，就可能导致"醉茶"；空腹饮茶以及平时没有喝茶习惯者，偶尔大量饮用浓茶也可能引起"醉茶"。发生"醉茶"时不必紧张，应立即吃些饭菜、甜点或糖果，可起到解"茶醉"的作用。在夏季应减少饮用红茶，因为红茶性温热，更宜冬天饮用。绿茶性苦寒，叶绿汤清，有清凉感，故能消暑降温。喝热茶是最简便易行的降温良方。冷饮只能暂时解热，不能持久解暑、解渴。而喝热茶却可刺激毛细血管扩张，使体温降低。在夏季这个特定的季节，还可选用适合这一时令特点的花茶。

16　夏季怎样沐浴才对肌肤有利？

夏季，天气炎热，人们往往汗流浃背，洗个温水澡会觉得舒爽惬意。一般夏季的沐浴次数可以适当增加，每日2~3次均可。宜选用温和、适合自己皮肤的香皂、乳液、蜜类营养霜，如果在水中简单加入一些日常药物，还会有不错的解暑保健效果。如加入六神等含中药成分的花露水可防皮肤过敏；茶浴、醋浴、橘皮浴、西瓜翠衣浴、菊花浴、十滴水浴、人丹浴、艾叶浴、夏枯草浴等可有效舒爽肌肤。另外夏天应该洗热水澡。凉水虽有清凉消暑的作用，但冷水会刺激皮肤的毛细血管紧缩，将脸上、身上的污垢留存在毛孔内。而热水洗澡虽会多出汗，但能使毛细血管扩张，有利于机体散热，也很容易将脏物去除，使身体有真正的清凉感。

17　夏季保养如何选用护肤品、化妆品？

护肤，是夏日生活中不容懈怠的必修课程。阳光的肆虐，使夏日的护肤工作与其他季节有所不同。为确保娇容不会因为不恰当的保养方式受到伤害，一定要正确地适时护肤。

夏季白昼特别长，太阳也特别强烈，人们本能地找寻凉爽的地方避暑，诸如海水浴场、游泳池等。在夏季衣着单薄，阳光特别强烈，很容易产生皮肤晒黑、红肿、粗糙、发炎等一连串困扰。因此，在水上运动前要做一些准备工作：首先使用中性乳液清洗肌肤，保持肌肤清净凉爽；选用含维生素A、D、E及特殊油分的营养液涂抹全身，供应肌肤的营养，防止脱水；涂抹防晒霜，在阳光强烈的海边逗留一整天时，应每隔2~3小时涂抹一次防晒霜，才能起到防晒效果，维护原来娇嫩、细致的皮肤。游泳后要及时保养肌肤：首先彻底清洁肌肤，然后用化妆水整脸擦拭，可以柔软脸部肌肤；选用含维生素A、D、E及特殊油分的营养液涂抹全身，供应肌肤营养，防止日晒后肌肤发炎；过度日晒的皮肤，往往比较衰弱，应使用有消炎、镇静、吸油效果的产品；最后均匀地抹擦营养霜，如此才能光滑肌肤。关于夏季适时的护肤品保养，见表3-3。

夏季化妆很简单，重要的是让人有清爽凉快的感觉，尤其要注意流汗的问题。夏季日妆：化妆前以冷霜打底；胭脂宜抹得薄，范围不宜太大；如有雀斑，要用粉底液，在粉底液上再涂一点遮瑕膏，即可遮掩雀斑；夏季的眼影，要选用冷色，宜涂淡绿色、银灰色，涂的时候不宜太厚，从鼻到眉骨，渐渐淡出；应适度使用香水，以免汗臭；唇膏采用淡色，不宜涂得太厚，亮光唇膏略涂一点，不宜太油太亮，夏季喝饮料的次数较多，可用耐色唇膏。夏季晚妆：

晚间宴会灯光明亮柔和，眼影可涂金色，晚上唇膏的色彩，须与肤色和服装调和，才显得美丽柔和。

表3-3　夏季适时的护肤品保养

肤质	护理要点	产品	注意点	目的	时令中药
干性皮肤	洁肤	洁面乳、洁肤棉	避晒就凉，每周1次使用滋润保湿营养面膜，以增加水分及营养；每日只需在晚间用一次洁面乳，每月用一次去老化角质膏	清洁皮肤	本季多湿，可在保养品中加适量祛湿之品，如藿香、佩兰等；气候多热，可在保养美容中用适量的寒凉之品，如黄连、黄芩、石膏、知母等
	保湿	保湿液		修护皮肤	
	补充营养	紧肤霜		减少干燥	
中性皮肤	洁肤	洁面乳、洁肤棉	防晒、避暑就凉；润肤与防晒日间可混用或叠加应用	清洁皮肤	
	保湿	无油保湿液		爽肤	
	补充营养	滋养紧肤乳		锁住水分	
油性皮肤	洁肤	泡沫洁面啫喱、性质温和的磨砂膏	防晒避热；睡前洁面后可用苏打水或温凉盐开水净面，再敷面3~5分钟	清洁能力强，有效杀菌，均衡油脂	
	保湿	清润水分啫喱、超无油配方清爽型的保湿乳或保湿露	—	温和清爽地补充水分，调节酸碱平衡	
	补充营养	水乳状面膜、啫喱状可撕型面膜	—	滋润肌肤，清除毛孔内污垢	
敏感性皮肤	洁面	软性凉水	禁忌晒太阳；不要使用含有酒精的化妆水、过酸或过碱的护肤化妆品	防止过敏，保持皮肤屏障功能	
	保湿	保湿爽肤水			
	防晒	防晒霜			
	营养	营养爽肤水			

18 提防夏日皮肤的隐形杀手

温暖的阳光为万物带来新的生机，凉爽的着装能让你尽显婀娜绰约的风姿，但是在让你尽情享受浪漫的同时，隐形的杀手也正无情地向你逼近。紫外线的杀伤力绝不仅限于强烈的阳光照射，除了直射光线外，还有反射光和折射光，其杀伤力也绝不亚于直射光，这就是我们到雪地、海边仍然要加倍提防紫外线"追踪"的原因。你若不防晒，回来时恐怕就少不了黑斑、雀斑为你增添烦恼了。正常皮肤对日光有吸收能力，以此保护机体内的器官和组织免受日光的损害。但是夏日的紫外线照射强度为四季之首，不注意防晒，可以对皮肤造成严重伤害，产生褐斑，变黑，长皱纹，甚至变生皮肤癌；还容易造成水分大量蒸发，促使皮脂腺分泌旺盛，为秋冬季的皮肤带来无穷的隐患。因此，夏天不可轻视防晒，其要点是全程高度防晒、抗老化。夏季气压低、湿度大，皮脂新陈代谢较快，因此宜选用质地清爽的防晒品。

19 躲避夏季的紫外线追踪

夏季，要躲避紫外线的伤害，太阳帽、太阳伞、太阳镜及防晒霜是必不可少的外出用品；尽量不要在上午11点到下午3点这个高温时段出门；随身携带人丹、十滴水等防暑药品。不能忽略防晒品的使用，不要把自己过久暴露在阳光下。每星期做2次美白面膜，就能达到美白效果。美白产品的成分一般多用于抑制黑色素的生成，能在黑色素形成的每个阶段发挥作用，最大限度地阻断皮肤色素斑的产生。但任何美白产品都不能代替防晒产品，如果只注意晚上美白而不注意白天防晒，不仅达不到令皮肤白皙的目的，反而使皮肤因暴露于阳光中而受到紫外线侵害，从而变黑长斑。所以在美白的同时，一定要正确使用防晒品。

理论上SPF 15的防晒产品效果就已不错。对阳光极度敏感的白肤色的人，涂了SPF 15的防晒霜在日光下晒数小时都没问题。不过有些产品遇水或汗就会掉落，而且每个人涂的量也不一样，因此不要太拘泥于表面上的数字，就是涂了高防晒系数的产品也不能掉以轻心。若SPF数值比较低，只要每隔2~3小时再补涂的话，防晒效果亦是不错的。

那么SPF数值应为多少才是理想？如果是平常日子，出门上学、上班的话，选SPF 10、PA+的产品即可。如果在户外运动的话,宜选SPF 10~20、PA++的产品。如果是到海边玩或初春时分滑雪,皮肤暴晒在艳阳下,则选SPF 30、PA+++以上的产品。晒后要及时使用修复面贴膜。

除了脸部,还要涂抹身体皮肤,最容易忘记的部位是脖子后面、肩膀、膝盖后面、脚背等处。关节四周的皮肤一旦晒伤,就会影响活动,千万疏忽不得。

防晒乳液分为物理性和化学性两种,物理性防晒乳液可反射紫外线,防晒系数愈高愈油腻,涂在本来就油腻的皮肤上,会使青春痘恶化。如果防晒系数高却清爽不油腻,通常是可以吸收紫外线的化学性防晒乳液,但其易刺激敏感性皮肤。此外,防晒乳液也可分为油溶性与水溶性。到海边戏水时,遇水也不容易脱落的油溶性防晒乳液效果最好,但相对地,它也使皮肤显得黏腻。所以应该视场合及肤质选购合适的防晒用品。油性皮肤宜选用水分多、油分少的防晒液,在涂防晒液后,最好用吸油面纸轻压面庞,以减少油腻感。

20 夏季必须清爽护白

夏季日照时间长,阳光强烈,酷暑难当,不注意防晒,紫外线会对皮肤造成强烈的损伤,皮肤也因此会留下难看的色斑。其不仅会让皮肤变黑,角质层增厚,还会由于出汗、角质层时而膨胀时而萎缩,造成肌肤松弛。所以炎炎夏日,一定要保湿防晒。夏季的清爽护白,可以为秋日肌肤的亮丽提供可靠的保障。为享有夏季美丽又有活力、清爽又白皙的肤质,可以通过适时的茶疗、饮疗、药汁疗、中药面膜、香熏面膜等综合疗法来实现。适时的清爽护白,一定会让你拥有亮丽的肌肤。夏季清爽护白保湿疗法详见表3-4。

表3-4 夏季清爽护白保湿疗法

肤质	茶疗	饮疗	药疗	中药面膜	精油香熏面膜
干性皮肤	玫瑰蜜茶	蜂蜜柠檬汁	木耳红枣汤	蜂蜜玫瑰膜	玫瑰补水面贴膜
中性皮肤	杏桃蜜茶	草莓番茄汁	莲子芡实羹	白芷白芍膜	茉莉去皱面贴膜
油性皮肤	柠檬绿茶	柠檬西柚汁	绿豆百合汤	荷叶芦荟膜	葡萄柚清爽面贴膜
混合性皮肤	莲子蜜茶	芦笋西瓜汁	米仁百合羹	白芷蜂蜜膜	尤加利平衡面贴膜
敏感性皮肤	柑橘蜜茶	百合凤梨汁	莲子苡仁羹	半夏珍珠粉膜	洋甘菊抗敏面贴膜

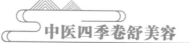

21 夏季哪些食物对人体有利？

夏季气候炎热，万物生长，受夏季炎热气候的影响，人体功能也发生相应的变化，阳气外发易泄，阴伏在内，所以饮食一定要顾护阳气，顺应万物生长的特点，避免食用肥腻和热性的食品，适当食用清热利湿的食品。多食营养丰富的蔬菜瓜果，平时多喝绿豆汤等偏凉性、清淡的食物，多饮适时花茶，少食油腻之品，因为黏腻之物易致湿邪停留。同时要保证饮食的清洁卫生。人体生长发育和脏腑功能活动需要各种不同的营养成分，而各种营养成分又分别存在于不同的饮食物中，因此饮食要适当调节，注意食物的多样化，对谷、果、肉、菜不应有所偏嗜。夏季对人体有利的食物详见表3-5。

表3-5 夏季对人体有利的食物

分类	谷物类	水果类	动物类	海鲜类	蔬菜类	不宜蔬菜	其他
食物	薏米、玉米	西瓜、雪梨、橙子、草莓、猕猴桃、橙子、芒果、哈密瓜、杏子	甲鱼、鱼、鸭肉	海蜇、海带、扇贝	黄瓜、冬瓜、苦瓜、地梨、番茄、蘑菇、胡萝卜、菠菜、卷心菜、花菜、生菜、扁豆	芹菜、香菜、白萝卜	乳品、豆腐、黄豆绿豆、豆浆
特殊功效	—	抗氧化；抗阳光辐射；防晒	—	—	抗氧化；抗阳光辐射；防晒	感光蔬菜易使人长斑	—

22 夏天的起居规律如何？

夏季昼长夜短，人应晚睡早起，早起后做适量运动以增强体质。现今社会节奏之快令许多人难以自控：聚会、宴席、加班，严重地危害着人们的健康。尤其对那些生活不规律、晚睡的白领而言，频繁调整生物钟对健康的危害尤为严重。晚睡是女子美肤的大敌。晚睡族群，是指那些有工作或应酬的任务，而不能在正常时间进入睡眠的女性。在事先知道的情况下，要为晚睡而不伤身做些准备。皮肤在得不到充足睡眠的情况下，会出现水分、养分的过度流失。在晚餐时多补充一些含维生素C或富含胶原蛋白的食物，如动物肉皮，这样有利于皮肤恢复弹性和光泽。晚餐应少食辛辣食品，防止皮肤中的水分过度蒸发。敏感性皮肤的女性应尽量少食易引起皮肤敏感的海鲜。尽量少用酒精类饮料，多饮用鲜榨果汁或豆浆、花茶、纯净水等。中午注意休息，以补充夜间睡眠的不足。午睡时应避免温差太大，不要直吹风扇或空调。夏季天气炎热，毛孔开放，机体最易受到外邪侵袭，如不加注意，就非常容易感冒。充分休息，不要熬夜，以免降低身体抵抗力。利用夏季将机体调整到一个良好的状况，有利于顺利地过渡到秋季。

23　顺时而为的夏季按摩手法

夏季多火热，升散为主，皮肤毛细血管极易扩张，毛孔变粗，皮脂分泌旺盛，皮肤容易感染。故手法宜轻，选用少油分、多水分，具有清洁、消炎、镇静作用的介质按摩，按揉为主，少摩擦，多点穴，以疏通排毒。选用手少阴心经神门、少冲穴，手太阳小肠经后溪、小海、颧髎、听宫等穴，以泻法为主。即以逆手少阴心经、手太阳小肠经经络循行方向操作，逆时针方向按揉。采取短时间、向下推行、直线推动等操作手法，可以达到保养皮肤的目的。

1）按揉法

（1）双手拇指置于两侧眉冲穴，两中指同时按揉神庭穴、曲差穴、阳白穴、山根穴、印堂穴、四白穴、巨髎穴、攒竹穴、鱼腰穴等，以泻法为主。采取短时间、逆时针方向按揉。

（2）双手拇指抵住临泣穴，两中指同时按揉丝竹空穴、瞳子髎穴，手法同上。

（3）双手拇指抵住两侧神庭穴，两中指同时按揉迎香穴，手法同上。

（4）两中指交叉按压人中穴、承浆穴。

（5）两中指同时按揉地仓穴、颧髎穴、颊车穴、下关穴、听宫穴、听会穴，手法同上。

2）按抚法

（1）颌部：双手掌面置于下颌，右手由左侧向右侧轻抚颈阔肌。左手反向重复进行。

（2）颊部：双手指尖相对，掌面置于鼻翼两侧，双手罗纹面紧贴面部皮肤，分别按抚左右颊部至外耳门，作左右、上下、弧形曲线往返移动。具体为双手中指位于两侧地仓穴，以由下而上、由里至外的手法螺旋状滑动按摩颊部至上关穴，再由禾髎穴按摩至太阳穴处。动作均匀和缓，一气呵成，用力轻而不浮，重而不滞。

（3）眼部：双手罗纹面紧贴眼部皮肤，双手中指位于睛明穴，先由上眼睑至下眼睑环状按摩眼轮匝肌，再经攒竹、鱼腰、丝竹空、瞳子髎、承泣抚抹至睛明穴，反复多次，手法须轻柔。然后，双手示指、中指分别位于丝竹空、瞳子髎穴，双手同时向两侧额角轻拉眼尾皱纹。

（4）唇部：双手罗纹面紧贴口周皮肤，双手中指、环指自承浆穴向地仓穴按抚至人中穴、兑端穴，再返回承浆穴。然后双手分别置于上、下唇部，中指、环指交替自一侧地仓穴按摩至另一侧地仓穴。

（5）额部：双手罗纹面紧贴额部皮肤，左手位于左侧额角，示指与中指分开，右手中指由左向右螺旋状按摩额肌，左手跟进。由右向左，左手按摩，右手跟进。

然后中指、环指位于左额角，双手交替由左向右，再由右向左呈"S"形按摩额肌。

双手中指、环指位于印堂穴，以里上外下的手法分别向两侧额角作螺旋状按摩。

双手掌根位于额部，两手交替向头顶部按摩整块额肌。

（6）耳部：双手示指、中指夹于耳部，以抹法加力按摩耳部周围各穴位及耳后肌，并向外耳门方向按压耳郭。

3）揉捏法

主要用于耳部。拇指和示指揉捏两侧耳郭。双手中指与示指屈曲，其内侧面轻拿两侧耳轮。

整套操作时间可控制在30分钟左右。

24 夏季皮肤的恼人病症

夏天多热邪、湿邪为患，皮肤多油腻，易患痤疮、酒糟鼻、脂溢性皮炎、皮脂溢出症、夏季日光性皮炎（日晒疮）、黄褐斑、夏季皮炎（暑热疮）、时毒暑疖、痱子、夏季化妆品性皮炎（粉花疮）等皮肤疾病，夏季皮肤常见病症的原因和预防措施详见表3-6。

表3-6　夏季皮肤常见病症的原因和预防措施

病症	皮肤表现	原因	预防措施
痤疮	颜面或胸背部的毛囊性红色丘疹、白头或黑头粉刺、脓疱、结节、囊肿	体内雄激素水平增高或对雄激素敏感，多皮肤油腻，喜吃辛辣食物，素体热盛，夏季多汗	饮食三多两忌：多吃含锌含钙的食物，多吃含维生素多的食物，多吃粗纤维食物；忌肥腻厚味食物，忌辛辣温热食物；不挤压痤疮，温水清洗面部，不宜用油性化妆品
酒糟鼻	鼻部潮红、肿胀，伴有毛细血管扩张，以男性病情较重；早期皮肤出现小片状或弥漫性潮红，同时伴有毛细血管扩张和皮脂溢出过多，亦称红斑期；继之在红斑的基础上出现红色丘疹、小脓疱，为丘疹期；后期形成大小不一的结节和凹凸不平的肥大增生，叫鼻赘期	饮食失调，胃肠功能紊乱，过食辛辣及其他刺激性饮食；螨虫感染；内分泌失调；高温	饮食三多两忌：多吃含锌含钙的食物，多吃含维生素多的食物，多吃粗纤维食物；忌肥腻厚味食物，忌辛辣温热食物；不挤压痤疮，温水清洗面部，不宜用油性化妆品
脂溢性皮炎	皮损为散在性红色丘疹，或黄红斑片，表面油腻伴淡黄色油痂或伴灰白色鳞屑，瘙痒；好发于头皮、面部、耳后	皮脂分泌多；细菌感染；遗传因素；饮食不调；精神因素	少食油腻、荤腥、甘甜食物，多吃水果、蔬菜；忌用热水洗烫；忌用刺激性强的外用药；生活有规律，情绪平稳
皮脂溢出症	油性肤质，颜面、头皮、鼻部异常油腻，皮脂堵塞毛孔，易挤出白色线状软脂	皮脂腺功能障碍	少食辛辣、肥甘厚腻之品，宜食清淡的食物，保持大便通畅；洗头、洗脸不宜过勤，不宜用过热的水或碱性大的肥皂，不宜用油性化妆品

表3-6（续表）

病症	皮肤表现	原因	预防措施
夏季日光性皮炎（日晒疮）	急性红斑或水泡性皮肤炎症，多发生于夏季；日晒后数小时出现皮损，轻者仅有轻度红斑，重者见水肿性红斑，边界清楚，局部有灼热、疼痛感，严重者可出现水泡或大泡，病程1~7日不等，皮疹消退后可有脱屑及轻度色素沉着	过度的日光照射后引起	避免在烈日下工作劳动，加强日晒防护，外搽防晒品，戴宽边遮阳帽，穿长袖衣、长裤；晒伤期间，多进食清热祛暑利湿的食物，如绿豆、西瓜、薏米、海带等
黄褐斑	颜面出现局限性或对称性淡褐、深褐色改变的皮肤疾病，又称面尘、黧黑斑，本病多发生于女性	因妊娠、更年期、内分泌紊乱而发病；长期服用口服避孕药、苯妥英钠、乙底酚类、黄体酮类药物也可引起；还有日晒所致	避免日晒，尤其在夏日养成出门戴帽子或撑伞，涂防晒霜、防晒油的习惯，尽量避免在阳光下工作、游泳、旅游；多吃含维生素C的果蔬，如橘子、山楂、柠檬、番茄等；多吃含维生素E的果蔬，如花菜、芝麻等；切忌涂抹含激素的药膏
夏季皮炎（暑热疮）	皮损好发于颈周、四肢伸侧及躯干，成片瘙痒，轻度肿胀，以下肢多见；久则皮肤肥厚，状似牛皮之领；多见于夏季；病程长短与气温、湿度相关；天热酷暑，汗出增多则病重，天凉气爽则病轻或愈，来年仍可复发	受到暑热湿蒸，邪客肌肤而致	做好防暑降温工作；室内保持通风；室外宜穿宽大棉织衣服；避免日光暴晒；经常沐浴，保持皮肤清洁；多饮绿豆汤、芦根水、金银花露；多吃西瓜、冬瓜、苦瓜等

表3-6（续表）

病症	皮肤表现	原因	预防措施
痱子	每随气温升高、湿度加大、汗出不畅时，出现成批粟疹和疱疹，针尖大小，排列密集，轻度瘙痒；天气凉爽，湿度降低，可于数日内自行消退，并留有少许细薄白屑，如糠似秕；多发于炎热的夏季	夏月汗多，毛窍阻塞；暑湿郁蒸，汗出不畅	高温环境应保持通风散热；衣着宜松软洁净，以棉织物为好；室外工作应防晒；经常沐浴，保持皮肤清洁，不宜突然用冷水刺激身体，以防汗孔骤闭，汗不得出；多饮热茶、金银花露、绿豆汤、西瓜汁等
夏季化妆品性皮炎（粉花疮）	化妆品皮炎是接触性皮炎的一种，是皮肤或黏膜接触某些化妆品后，在接触部位所发生的急性炎症。早期仅在涂抹化妆品的皮肤区域出现密集性小丘疹，呈淡红色或红色，边界清楚，伴有不同程度的瘙痒，日久留有色素沉着和皮肤粗糙；此病在夏季表现更明显，故称夏季化妆品性皮炎	过敏反应；直接刺激反应	忌用热水、肥皂水烫洗；忌食腥发动风、辛辣刺激之物，饮食宜清淡；使用化妆品时，一旦皮肤发生瘙痒、红肿，应立即停用；不宜同时用多种化妆品，不使用劣质、过期、假冒的化妆品

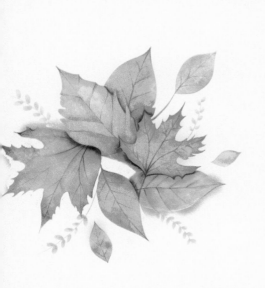

第四篇 秋季篇

1　秋季的时令特点如何?

秋季,从立秋始至霜降末,包括农历立秋、处暑、白露、秋分、寒露、霜降六个节气,是一年之中气候变化最大的一个季节。秋令三个月,天地万物萧条凋零。自然界由热转凉,日照减弱,湿度下降,草木枯黄凋谢。秋令季节,气候干燥,故多燥邪致病。时至秋天,人们的心情常会有凄凉灰心之感,终日闷闷不乐,情绪抑郁。秋季虽有萧瑟之感,但也是金风送爽、硕果累累之季。唐代诗人刘禹锡有一首赞美秋天的诗,一扫秋天的阴霾,把我们带入到秋高气爽的境界:"自古逢秋悲寂寥,我言秋日胜春朝。晴空一鹤排云上,便引诗情到碧霄。"自古人们总是悲叹秋天的凄凉、肃杀、万物萧条,殊不知秋令有天高气清、晴空万里、鹤飞冲天的胜景,明净的秋光远与明媚的春光不分伯仲,枫林红叶甚至比二月红花更为鲜艳明丽。人们常常在重阳节登高远眺,饱览胜景,收获静思之喜悦,培育乐观之情绪。秋日美容不正是在追求这种秋的意境吗?让我们做好秋季保养,调整心态,一展秋日亮丽的风采。

2　秋季对哪个脏器的影响最大?

秋季气候变化与人体肺脏关系最为密切。秋天万物收敛,中医对皮肤生理的认识,有"肺主皮毛"之说,认为皮肤与肺的关系最为密切。

肺主宣发,输精于皮毛,润泽肌肤;主呼吸,调控卫气,司腠理开阖,促进皮肤新陈代谢;朝百脉,通行气血,充养肌肤;合大肠,通导降浊,抵御浊毒侵蚀肌肤。故肺气的盛衰及宣发肃降功能正常与否,直接影响肌肤的荣润光泽。临床从肺着手论治损美性疾病,宣肺、泻肺、补肺、润肺,能有效地调节人体内分泌系统和循环系统功能,改善皮肤微循环,增强皮肤抵抗力,不仅对肌肤有营养滋润的作用,还能保护表皮细胞,维持皮肤弹性,从而恢复皮肤的正常生理功能和活力,得到较好疗效。

(1)输布精气,充养皮肤

肺为五脏六腑之华盖,肺将水谷精微物质布散到皮毛,使皮肤滋润光泽。津液的敷布和肺阴盈亏密不可分。肺阴充盈,肺气清宁,津液充足,则敷布得行,皮肤致密柔软,毫毛光泽;反之,则津不敷布,肌肤干涩枯槁,皮毛憔悴无泽,面容早衰,手太阴经脉气绝,则皮毛焦枯。故治疗皮肤诸疾及美容养颜多从养肺胃之阴入手，如玉竹、百合、麦冬、芦根、北沙参等中药，确有抗衰驻颜的良效。

近年来，某些皮肤疾病，如银屑病、皮肤划痕症、玫瑰糠疹、光泽苔藓及脱发等，从肺论治可获一定的疗效。

（2）宣发卫气，外达皮肤

肺宣发卫气以外达皮毛。卫气具有滋养皮肤、抵御外邪和调节汗孔开合等的功能。卫气有赖于肺气的宣发，才能布散至肌肤，发挥正常的生理作用。可以说卫气是肺与皮毛密切联系的中介物质。肺与皮毛在生理病理上的诸多联系，多通过卫气而起作用。

（3）肺主呼吸，洁净皮肤

肺主呼吸之气，为体内外气体交换的场所。人体通过肺，吸入自然界的清气，呼出体内的浊气，吐故纳新，使体内外之气不断得到交换。肺宣发卫气，调节腠理之开阖，并将代谢后的津液化为汗液，由汗孔排出体外。在散气和津液排泄过程中，均可将皮肤新陈代谢的废物排出体外，从而保证毛窍通畅，肌肤洁净，自然焕发光泽。反之，肺主呼吸功能障碍时，则卫失调控，皮肤新陈代谢废物不能随散气、排汗等方式排出体外，往往阻塞毛窍，使皮肤出现斑点，或黧黑，或凹凸不平，而导致损美性疾病的产生。常用党参、黄芪、熟地、桑白皮、白芷、白术、杏仁、防风等药物调治。

（4）宣发津液，润泽皮肤

肺的宣发肃降运动，对体内津液的输布、运行和排泄有疏通和调节作用。在维持机体水液代谢平衡中发挥着重要的调节作用。肺宣发津液至皮毛，对于保持皮肤充足的含水量具有重要意义。皮肤缺水是皮肤干燥、衰老、起皱纹的重要原因，而肺的功能保持正常，则可以直接将水液布散到体表皮肤，起到滋润濡养皮肤的作用。

（5）肺朝百脉，营养皮肤

肺朝百脉，指全身血液通过血脉向上汇聚于肺，通过肺的吐故纳新，进行清浊交换，然后在肺的宣发肃降作用下，敷布于全身的过程。若肺气健旺，则气血调畅，肌肤润泽。若肺气受损，不仅宣发肃阵功能失常，而且脉气不畅、血行瘀滞，常致肌肤晦暗无光泽，甚至出现熏黑斑。气血不足，肌肤不荣，常用党参、黄芪、桃仁、杏仁、红花等药物调摄肺经气血。

（6）肺合大肠，通腑降浊

肺与大肠相为表里，肺失清肃，腑气不行，则大便秘结，热毒循经上行，常致痤疮、酒糟鼻，产生肺经湿热或风热之证。唯有通腑降浊，恢复肺的宣肃功能，使大便得通，肺经之邪才能从下而解，改善或消除痤疮、酒糟鼻之红肿热痛的症状。常用生大黄（后下）、丹皮、黄芩、桑白皮、生地、玄参、麦冬、白花蛇舌草等药物通便以引邪热下行。

总之，自然界气候正常，体内肺脏功能正常，则精气得以布散皮毛，肌肤滋润有光泽，皮肤致密柔软。反之，则津不敷布，肌肤干涩枯槁，皮毛憔悴无泽，面容早衰。所以一般干涩肌肤多从养肺胃之阴入手。肺主呼吸功能正常，皮肤新陈代谢的产物能随气、汗液排出体外而不阻塞毛窍；肺主水液运行功能正常，则能通行气血，充养肌肤，对于保持皮肤充足的含水量具有重要意义。肺气的盛衰及宣发肃降功能正常与否，直接影响肌肤的荣润光泽与否。

3　秋季气候对皮肤有哪些影响？

秋令季节，气候由热转凉，由凉转寒。人的皮肤在这一时节中受燥气的影响，皮肤表皮细胞开始萎缩，皮脂腺分泌减少，水分不足。无论你属于哪种肌肤，都会随着秋天的气候而变得干燥。秋季多燥病，燥邪为病，易出现津伤干涩的症状，人们常会出现眼干、唇干、口干、鼻干、皮肤干燥，甚则皮肤皲裂、毛发不荣、小便短少、大便干结等症状。挟毒的火热之邪侵入血分，聚于局部，腐肉成脓，可发为痈疡。要注意补充水分和油分，应用温水洗脸，选用油脂营养护肤霜。润燥还可用中药麦冬，其不仅会滋润肌肤，还可增水行舟，有利于大便顺利排出，减少毒素在体内淤积，从而美容养颜。

紫外线会给皮肤带来极大的损伤，不少人的脸部因此出现色素斑、皱纹等，因此本季除注意保湿外，还要注意防晒保养和修复，别让秋风带走你的美丽。

4　皮肤是如何调节津液代谢的？

皮肤是通过出汗来调节人体津液代谢的。汗为津液所化生，出汗是津液排泄的途径之一。皮肤腠理疏松，汗孔开，则汗出多；反之，汗孔闭，则汗出少。汗孔的开与合，影响着津液排泄的多与少。大量汗出，津液耗失过多，可致津液不足，皮肤干燥，眼眶凹陷，皱纹横生，肌肤松弛。急性浮肿病证，往往通过宣肺发汗法治疗，以排除多余水液，达到消肿目的。

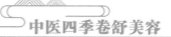
5　你想了解秋季皮肤护养的原则吗？

秋季皮肤护养的原则应是：
（1）保洁；
（2）保湿；
（3）使用护肤品有效保养；
（4）适度防晒；
（5）适宜饮食；
（6）起居规律。

6　秋季皮肤的补水和保湿

秋季气候干燥，皮肤极易缺水，表现为口咽干燥、皮肤干燥起屑、起皱纹、嘴唇干裂等症。皮肤的含水量保持在15%~20%时，皮肤就能光滑、娇嫩，如婴儿的肌肤一般；而当皮肤内的含水量由于各种原因少于10%时，皮肤就会出现干涩、紧绷的感觉，表面会有细小的脱屑，继而会形成细小的皱纹。长期缺水的皮肤还会干裂而且非常容易过敏。因此秋季给皮肤补水和保湿很重要。

7　秋季皮肤如何有效地补水、保湿？

补水应该在白天、晚上均匀地喝水，不要1小时内连续喝几大杯水。一般每天需摄入1.5~2 L水。早晨起来饮 1 小杯温开水，可及时补充一夜消耗的水分，降低血液浓度，促进血液循环。条件许可的话，可饮矿泉水、柠檬水等。矿泉水中含有钙、镁、硝等多种矿物质，能使皮肤细腻红润。柠檬中含有丰富的维生素C，对保持皮肤张力和弹性十分有效。常喝菊花、枸杞、荷叶、芦根等中药茶，及绿茶、普洱茶、龙井茶等，都能有效补水。这些饮品可加快体液循环，维持皮肤清洁湿润。

每天喝水的最佳时间是：早晨起床后，最好是空腹，因为睡眠期间皮肤蒸发的水分约有200 mL，喝完后做一些简单运动，不要静坐；上午10点左右喝水，可以补充工作时所损失的水分；下午3点左右，可以利用下午茶的时间喝水；睡眠时血液的浓度会增加，睡前喝水可以稀释血液浓度。

补水和保湿是美容中两个不同的概念。补水是将水分输送到皮肤细胞中去；保湿则是防止皮肤表面水分流失，并在其外部形成保护膜。在护理皮肤时，通常是先补水再保湿，先用补水精华给皮肤以充分补水，深层滋养，然后再使用保湿乳液（中油性肌肤）或乳霜（干性皮肤），巩固形成肌肤保护膜，输入营养并锁紧水分。油性皮肤，多用去油紧肤水，它既可以收缩毛孔，又可以给皮肤补充水分，还可以抑制油脂分泌。

8 秋季怎样沐浴才对皮肤有利？

秋天气候干燥，气候由热转凉，皮肤干燥是这一季节的特征。洗澡时要注意：浴室宜温暖；浴后忌风吹；过饥、过饱不入浴；不频繁使用肥皂，尤其是老年人，因为碱性肥皂会洗去皮肤表面那层菲薄的角质层，使皮层失去保护，皮肤就变得更干燥，容易脱屑，导致皮肤自身保护能力降低，易受到细菌的侵袭。糖尿病患者尤应注意清洁，以免堵塞毛孔而诱发痈疡引起感染，每天必须将化妆品洗净后才能入睡。

9 秋季如何选用护肤品、化妆品？

真正懂得肌肤保养的女性，不会忘了在秋天作适时的颜面保养，因为度过了吸收过量紫外线的夏天，已造成各种肌肤的异常，如果不适时地调养，到了冬季情况将更严重。滋润乳、滋润霜类的化妆品含水分充足且含表面活性剂，对激活受损的皮肤细胞很有好处。粉底霜、唇膏、护肤霜、眼影膏、胭脂等产品，尽量选用保湿性强的品种。在这个季节，最好不要用散粉定妆，以免使皮肤更加干燥。秋天养颜最具效果的是美容敷面，敷面的种类有两种。一种是用敷容蜜敷面。无论是何种性质的肌肤，都可使用这种高级营养敷容剂，它能给予你的肌肤营养，并且具有清净及缓解疲劳的作用，缔造你娇嫩细致的皮肤。此种敷面法步骤如下：在敷面之前，先用橄榄油在眉上、睫毛、唇部、发际上涂抹均匀；从管中挤出少许敷容蜜置于右手指，分多次涂抹（全脸使用量约二茶匙），除了眉毛、眼睛、唇部勿使用外，应在全脸无空隙地敷容；敷容完毕，干了之后（约20分钟），再由上额向下剥落。第二种是用粉状敷面。这是一种可以依照自己肌肤状态及自己的喜爱调配的敷容法，能治疗与预防各种异常肌肤问题。方法是：调和混合粉状敷容剂后（拌似沙拉状），除眉毛、眼睛及唇部周围勿使用外，在全脸均匀而无空隙地敷容。约30分钟左右，全干时，再用湿毛巾以清水洗净。敷面的工作，约每个星期做2次，敷面前要先洗脸，抹上营养面霜，按摩脸部肌肉，再以乳液补充营养。敷面之后，拭以收敛化妆水，再抹以营养面霜。秋季适时的护肤品保养详见表4-1。

秋季的美容重在肌肤的保养，秋季的化妆比较弹性，随气候阴晴不定，随潮流、趋势的发展而适时调节。总体以淡雅、自然的素妆为主。具体步骤为：洗完脸后先用油性面膏按摩面部；粉底霜一点点涂于面部，然后均匀抹散，用修容膏填补面部各处之缺点；把胭脂涂于掌心，然后在两颊上轻点，至适度显出鲜艳红润为止；轻用眉笔画眉，用睫毛膏卷曲睫毛，使其向上弯曲；涂唇膏时，先用唇刷把唇的轮廓勾勒出，再进行涂抹，至于唇形，则要配合脸型，使之协调而美观；最后喷洒香水。

表4-1　秋季适时的护肤品保养

肤质	护理要点	产品	注意点	目的	时令中药
干性皮肤	清洁面部	爽肤水	滋养皮肤，时常补充水分	洁肤	可在保养美容中加入温润肺阴、气分之品，如杏仁、苏叶、桔梗、沙参、芦根等
	补充水分	保湿液		修护皮肤	
	保湿	乳霜		营养滋润	
	补充营养	油包水的紧肤霜			
中性皮肤	清洁面部	爽肤水	应防止干燥	洁肤	
	补充水分	补水精华、无油保湿液		爽肤	
	保湿	保湿乳液		在皮肤表面形成透气性保护膜，锁住水分，营养滋润	
	补充营养	含橄榄油成分的滋养紧肤乳、营养精华素、保湿营养霜			
油性皮肤	清洁面部	洁面皂、洁面膏	选用不含泡沫、性质较温和的洗面乳	洁肤	
	补充水分	去油紧肤水		收缩毛孔，补充水分，抑制油脂分泌	
	保湿	保湿乳液		补充营养	
敏感性皮肤	洁面		避风；用温热毛巾敷面后拍营养爽肤水；避免用刺激性产品	补充营养、抗过敏	
	保湿	营养爽肤水			
	营养	精华素			

10　秋季紫外线还是杀手吗？

　　秋季的紫外线虽不如盛夏猛烈，但离子层的浓度较夏天稀，紫外线被离子层吸收的量也就较夏天少，所以秋天虽然气候宜人，但却是紫外线较强的季节。当人体皮肤长时间裸露在阳光下，会增加皮肤黑色素，使肤色变深；紫外线更能深入肌肤，损害肌肤，令肌肤衰老。经过夏天炽热的阳光，这时的皮肤尤需养护，使之不至于在秋季干燥的环境中进一步受到伤害，形成严重的黑斑。所以秋季的保养要点应该是使肌肤从日晒中恢复，选用具有美白消炎、保湿和滋润营养功能的保养品，尤其适合敷一些中药美白面膜、保湿面膜等，以补充肌肤的营养，让夏季受损的皮肤重新获得活力。

11　秋季容颜如何滋润复白？

　　秋风又起，随着秋季的到来，气候凉爽宜人，由于天气慢慢转凉，温度逐渐降低，汗与皮脂的分泌逐渐减少，人的皮肤也一天天紧绷、发干。皮肤明显缺水，开始呈现干燥现象，肌肤干燥的情形比任何季节都明显。护肤虽然千头万绪，但首先应从修复做起。夏季或多或少受到伤害的肌肤在秋季急需修复，加上秋老虎的威力，使皮肤继续面临紫外线的伤害，秋季护肤的主题依然是美白和保湿。适时的茶疗、饮疗、药汁疗、中药面膜、精油香熏面膜等综合疗法，可以促进肌肤新陈代谢，解决因夏日紫外线强烈照射留下的皮肤问题，诸如黑斑、粗糙的角质，尽可能在最短的时间内恢复昔日娇嫩和光滑的肌肤。秋季的滋润复白，可以为冬日肌肤的净白亮丽提供有效的保障。秋季想要拥有滋润又富有活力的美白肤质，一定要做到适时的滋润复白，这样才能使你拥有亮丽的肌肤。秋季滋润复白保湿疗法详见表4-2。

表4-2　秋季滋润复白保湿疗法

肤质	茶疗	饮疗	药疗	中药面膜	精油香熏面膜
干性皮肤	菊花奶茶	木瓜牛奶汁	芦根麦冬汤	当归桑椹膜	没药补水面贴膜
中性皮肤	玫瑰奶茶	木耳菊花汁	生地沙参汤	杏仁桃花膜	丁香去皱面贴膜
油性皮肤	柠檬绿茶	凤梨柠檬汁	薏米百合汤	白芷薄荷膜	丝柏清爽面贴膜
混合性皮肤	凤梨乌龙茶	番茄芹菜汁	杏仁桑叶汤	白芍桑白皮膜	罗勒平衡面贴膜
敏感性皮肤	苹果蜜茶	甘蔗银耳汁	蝉衣决明子汤	茯苓珍珠粉膜	橙花抗敏面贴膜

12 秋季哪些食物对人体有利?

秋季,天地阳气渐收,阴寒渐长,万物收敛,气候凉燥,最易伤津。燥邪为患,津液不布,气血失荣,肌肤干燥,皲裂肥厚,瘙痒脱屑。此时,最忌辛辣燥烈的食品,如羊肉、韭菜、胡椒、辣椒等。宜多吃鲜嫩多汁、营养丰富的食品,多饮时令养生茶。秋季对人体有利的食物详见表4-3。

表4-3 秋季对人体有利的食物

谷物类	水果类	动物类	海鲜类	蔬菜类	中药	其它
薏米、玉米、糯米	甘蔗、雪梨、香蕉、西瓜、葡萄、哈密瓜、猕猴桃、椰子、无花果	猪肉、鳖、鸭肉、鱼、虾	海蜇、海带、海参	荠菜、番茄、茄子、菠菜、藕、胡萝卜	玄参、麦冬、玉竹、芦根、竹茹、菊花	乳品、豆腐、蜂蜜、核桃、银耳、黑木耳、枣、百合、绿豆、芝麻

13 秋季的起居规律如何?

人体经过盛夏之后,阳气大泄,身体偏虚。当秋季来临之时,气温逐渐下降,人们应注意收敛和保养,保证充足睡眠,做到早睡早起。早起怡神舒心,早睡收敛神气,使情绪安定宁静。性生活不宜过频,否则会耗精伤肾,若再外遇秋燥之邪气,便会津伤液枯,皮肤燥揭。

14 顺时而为的秋季按摩手法

秋季多温燥、凉燥,皮肤收涩,干燥起屑。故手法宜重,选用油性、多水质、补养滋润的介质进行按摩。以按揉、抚摸、点穴相结合的手法施行滋补调养。选用手太阴肺经列缺、太渊穴,手阳明大肠经合谷、禾髎、迎香穴,进行补法操作。即顺手太阴肺经、手阳明大肠经经络循行方向操作,顺时针方向按揉。采取较长时间、向心性、慢频率、向上推行、旋转性推动等操作手法,达到皮肤细腻滋润的效果。

1）按揉法

（1）双手拇指置于两侧太阳穴，两中指同时按揉神庭穴、曲差穴、山根穴、印堂穴、四白穴、巨髎穴、攒竹穴等，以按揉、点穴相结合的补法施行。采取较长时间、慢频率、顺时针方向按揉。

（2）双手拇指抵住临泣穴，两中指同时按揉丝竹空穴、瞳子髎穴。手法同上。

（3）双手拇指抵住两侧神庭穴，两中指同时按揉迎香穴。手法同上。

（4）两中指交叉按压人中穴、承浆穴。

（5）两中指同时按揉地仓穴、颧髎穴、颊车穴、上关穴、听宫穴、和髎穴。手法同上。

2）按抚法

（1）颌部：双手掌面置于下颌，右手由左侧向右侧轻抚颈阔肌。左手反向重复进行。

（2）颊部：双手指尖相对，掌面置于鼻翼两侧，双手罗纹面紧贴面部皮肤，分别按抚左右颊部至外耳门，作左右、上下、弧形曲线往返移动。具体为双手中指位于两侧地仓穴，以由下而上、由里至外的手法螺旋状滑动按摩颊部至上关穴，再由禾髎穴按摩至太阳穴动。动作均匀和缓，一气呵成。

（3）眼部：双手罗纹面紧贴眼部皮肤，双手中指位于睛明穴，先由上眼睑至下眼睑环状按摩眼轮匝肌，再经攒竹、鱼腰、丝竹空、瞳子髎、承泣抚抹至睛明穴，反复多次，手法须轻柔。然后，双手示指、中指分别位于丝竹空、瞳子髎穴，双手同时向两侧额角轻拉眼尾皱纹。

（4）唇部：双手罗纹面紧贴口周皮肤，双手中指、环指自承浆穴向地仓穴按抚至人中穴、兑端穴，再返回承浆穴。然后双手分别置于上、下唇部，中指、环指交替自一侧地仓穴按摩至另一侧地仓穴。

（5）额部：双手罗纹面紧贴额部皮肤，左手位于左侧额角，示指与中指分开，右手中指由左向右螺旋状按摩额肌，左手跟进。由右向左，左手按摩，右手跟进。

然后中指、环指位于左额角，双手交替由左向右，再由右向左呈"S"形按摩额肌。

双手中指、环指位于印堂穴，以里上外下的手法分别向两侧额角作螺旋状按摩。

双手掌根位于额部，两手交替向头顶部按摩整块额肌。

（6）耳部：双手示指、中指夹于耳部，以抹法加力按摩耳部周围各穴位及耳后肌，并向外耳门方向按压耳郭。

3）揉捏法

主要用于耳部。拇指和示指揉捏两侧耳郭。双手中指与示指屈曲，其内侧面轻拿两侧耳轮。

整套操作时间可控制在30分钟左右。

15 秋季皮肤的恼人病症

秋天多燥邪为患，常见皮肤疾病主要有秋季皮肤干燥症、皮肤脱屑症、秋季手足皮肤皲裂症等，秋季皮肤常见病症形成的原因和预防措施详见表4-4。

表4-4 秋季皮肤常见病症的原因和预防措施

病症	皮肤表现	原因	预防措施
皮肤干燥症	皮肤缺水、粗糙，常有皮屑，缺乏弹性和光泽，干瘪，易起皱纹；可见于任何年龄的干燥季节	气候干燥，高热伤津，肌肤失养	忌食辛辣炙煿之品，戒除烟酒，多吃鲜嫩多汁的水果蔬菜；减少热水烫洗，不可沐浴过勤，外涂护肤油脂
干燥综合征（燥毒）	以口、眼、鼻、皮肤等处干燥为特征的皮肤病，多见于中、老年女性；初期眼目干涩，如入沙粒，口干咽燥，唾津减少，唇干少泪，齿枯不润，喜欢喝水，皮肤枯涩，毛发焦枯	燥盛蕴毒，灼伤津液，高热汗出，津液不足	忌食辛辣酒酪肥腻之品，多吃鲜嫩多汁的水果蔬菜；外用护肤油脂、润肤霜等加强皮肤保养
皮肤脱屑	干性脱屑：皮屑细小干燥呈白色，层层脱落，鳞屑附于浅红色斑片之上，皮肤干燥，夏季轻秋冬季重	风燥日久，伤阴耗血	忌食辛辣刺激之品，进食含蛋白较多的食品；适当沐浴，忌用热水烫洗，外涂润肤膏

表4-4（续表）

病症	皮肤表现	原因	预防措施
皮肤脱屑	油性脱屑：皮肤有深红色斑块，大小不等，或早期为坚硬的毛囊性丘疹，触之棘手，或油性皮肤，肤色如常，往往夏季重秋冬轻，皮屑表现为油腻或结成灰色厚痂皮，痂下有轻度渗出，或表面湿润，有时起脓疱，融合成片状，常伴臭味的为油性脱屑	肥腻饮食，脾胃湿热	切忌食酒酪油腻辛辣之品，以素食为主，多吃鲜嫩多汁的水果蔬菜；不宜过多烫洗，不用刺激性药物；保持室内空气新鲜
皮肤皲裂	皮肤表面出现大小不等、深浅不一的裂隙，表面常常有银白色皮屑瘙痒，日久皮肤皲裂；皮损常发生于手掌、足跟等肥厚坚硬的皮肤上，并伴有出血疼痛，皮肤干燥，秋冬加剧，气候转暖则减轻或自愈	时令凉燥，接触酸碱、异物，肌肤失养	注意劳动保护，保暖防寒，避免接触汽油、乙醚等化学物质；不宜用强碱性的肥皂；保持皮肤洁净；不宜撕剥剪削，以免发炎；外涂护肤油脂

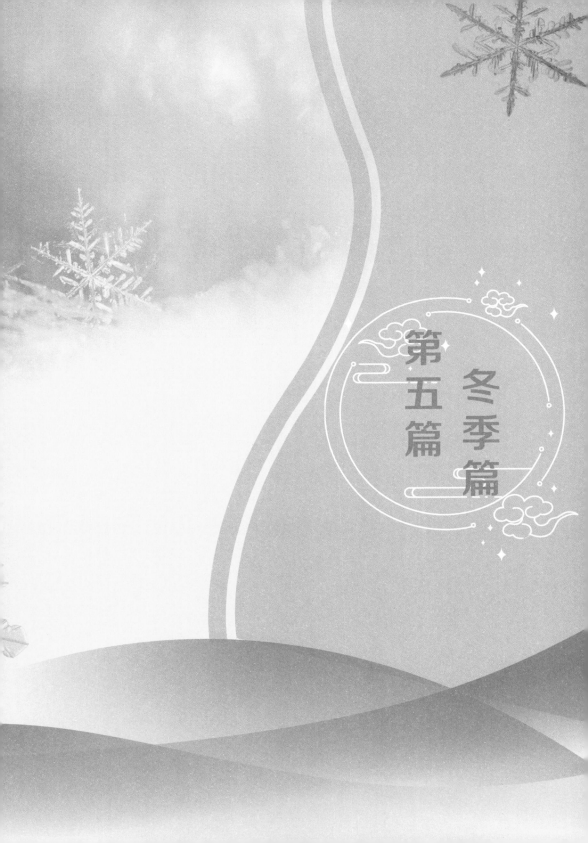

第五篇 冬季篇

1　冬季的时令特点如何?

冬季，从立冬始至大寒末，包括农历立冬、小雪、大雪、冬至、小寒、大寒六个节气。冬令三个月，谓之闭藏，天地万物内藏。冬临大地之际，自然界阴气由弱转强，日照减少，气温降低，万物闭藏，储蓄精气，以待来春萌发。唐代诗人柳宗元以"江雪"为题，作诗曰："千山鸟飞绝，万径人踪灭。孤舟蓑笠翁，独钓寒江雪。"正是对冬季冰天雪地、人影稀少、洁净清寂的真实描述。冬天的气候是从和暖过渡到寒冷，天寒地冻、北风劲吹，风胜生燥是其明显的特点。冬令季节，气候寒冷，故寒邪致病为多。为适应这个季节，起居应该有规律，早睡晚起，养精蓄锐，为来春的升发做好充分的准备。

2　冬季对哪个脏器的影响最大?

冬季气候变化与人体肾脏关系最为密切。冬天万物闭藏，动植物都处于冬眠状态，人体的各种功能、代谢也相应处于迟缓状态。自然界气候正常，则有利于肾脏功能的正常维持，肾藏精，主骨生髓，开窍于耳，"其华在发"。肾精化生肾气，滋养诸脏，是人体脏腑组织的根本，是生命的源泉。不论额面美、头发美，还是形体美、五官美，皆离不开肾。当肾精充足时，人的生长发育正常，体型健美，耳聪齿坚，头发黑润。若肾的功能失常，则面生斑点，黧黑无光，眼圈发黑，皮肤松弛老化，粗糙无华，长黑斑，头发稀疏枯槁，耳聋齿摇；小儿生长发育迟缓，身材矮小；成人腰酸，耳鸣，多尿，喘促，早衰，两足软弱，动作迟缓。肾藏精，在冬令封藏的季节，食用补养之品尤易吸收贮藏，故冬令往往是人们进补的最佳季节。若能针对个体情况，使用适当的补品调养，对人体健康长寿、肌肤亮丽无疑可起到积极作用。在服用补药时，应辨证施补，即根据自己身体的体质类型，选用相宜的滋补药品，这样既有利于充分发挥滋补品的疗效，又可避免因盲目进补带来的不良后果。

3　冬季气候对皮肤有哪些影响?

冬令季节，气候寒冷，寒邪作用于肌肤，气血壅滞。虽不必为骄阳烈日所苦，不会动辄汗流浃背，没有蚊虫侵袭，但是冬季北风呼呼，气候干燥，曾经光滑细嫩、富有弹性的皮肤开始受到威胁。由于寒冷，皮肤紧缩，皮脂分泌大大减少，使皮肤变得非常干燥，加上寒风一吹，皮肤表层收缩分裂，角化剥落，皮肤会显得非常粗糙。另外，天冷故多用热水洗涤东西及沐浴，热水可以带走皮脂，使得皮肤更加干燥、粗糙、起皱纹甚至皲裂、脱皮。冷风是皮肤美容最大的克星。人们为了有一个舒适的生活环境，较普遍地使用暖气或空调取暖来抵御寒冷，但由此也带来与之相关的烦恼。取暖设备的使用会使室内空气干燥，使皮肤干燥缺水，丽人不再美丽。冬日肌肤保养必须减少皮肤与寒风的直接接触，以保持皮肤适度滑润。在冬季，人们应以动制寒，增加体育锻炼促进血液循环以防冻疮皲裂。想要成为冬日丽人，依然保持皮肤滋润、容貌娇艳，一定要顺时保养。

4 冬季皮肤是如何调节体温的？

体温是机体内物质代谢过程中产生热量的表现，也是机体细胞进行各种生化反应和生理活动必不可少的条件之一。体温的相对恒定，是通过对体内产热和散热过程的动态调节而实现的。产热过程自不待言，散热过程则主要依赖于皮肤（现代研究表明，皮肤散发的热量约占人体总散热量的84.5%）。皮肤能调节体温，可以通过皮肤血管收缩、立毛、排汗减少等形式调节体温，也可以通过辐射、对流、传导、蒸发等物理方式来散发热量。中医理论认为，人体的温煦，多赖卫气的作用。卫阳大部分存在于津液之中，卫气调节汗孔开合的功能正常，就能维持恒定的体温。

老年人体温调节功能减退，不仅表现为皮肤在寒冷条件下血管收缩反应障碍，还表现为皮肤温觉的鉴别能力减退，如青年人手指能辨别小于1 ℃的温差，而老年人一般需在温差大于2 ℃时才能辨别，甚至有大于5 ℃的。所以老年人不容易鉴别温差，难以及时保温，这必须引起重视。

5 你想了解冬季皮肤护养的原则吗？

冬季皮肤护养的原则主要有：

（1）保暖；

（2）保湿；

（3）护肤品有效保养；

（4）适度防晒；

（5）适宜饮食；

（6）起居规律。

 6　冬季皮肤如何保暖?

冬季天气寒冷干燥，气温急剧降低，皮肤的保养首先是注意保暖，加强锻炼，保持血液正常循环。净面后可选用油脂护肤霜，进行皮肤按摩，促使皮肤血液循环和新陈代谢，提高皮肤耐寒能力。同时可以选用面膜养护，面膜具有洁肤、滋润肌肤的作用，能促进血液循环，加速肌肤的新陈代谢，使肌肤具有弹性。

 7　冬季皮肤如何保湿?

皮肤对季节和气候的变化是相当敏感的。即使是油性肌肤，在冬天也同样会显得干燥，这说明皮肤不是常处在恒一的状态。由于秋冬温度降低，相对的流汗量便会减少，皮脂分泌也少，皮肤很容易出现干痒问题，因此在保养上应加强保湿。冬日的来临，使肌肤经受一次冷风的洗礼。所以娇嫩的肌肤如果不加以妥善保养，就容易产生皱纹、发炎、雀斑和老化等现象。应尽早行动，让肌肤留住水分，让它度过一个滋润亲水的冬季。

涂抹有保湿效果的护肤品可制造一层人工皮脂膜，对干燥肌肤非常有利。保湿护肤品有：化妆水、低脂乳液、美容日霜、润肤蜜、修护晚霜、活性修复凝脂、滋润露、养颜宝、柔肤霜、活性再生霜、保湿霜等，它们可以及时补充水分，并有效保持肌肤中的水分。保湿用品不管是乳液、乳霜或乳膏都可以，但要视天气的干燥程度和自身的状况来决定。一般来说，膏类最黏，所以黏附力最强，其次是霜类，最稀的是乳液，其含水量最高，最易被抹掉，必须经常补擦。

对于在冬季仍有化彩妆习惯的女性，应更细心地选择具有保湿功能的彩妆化妆品。彩妆有损害肌肤的一面，尤其是粉底和胭脂，可能堵塞毛孔，或导致肌肤敏感。有些彩妆产品含有脂质囊、保湿剂缓释胶囊等成分，可以一试。

另外，防止冬令干燥的方法还有：冬季多喝水是保持皮肤润滑柔软的首要前提，喝水量以每天 2 L 左右为宜；改用较温和的中性、弱酸性沐浴品，减少沐浴次数；当嘴唇遇冷风吹袭，容易干裂时，不要用舌头去舔，否则会越来越干燥而演化成口唇炎，最好是涂上护唇膏；手足皮肤加强涂抹保湿乳霜，手部皮肤因为常接触清洁剂及肥皂，容易散失水分，粗糙干裂，故要特别保养。

8 冬季怎样沐浴才对皮肤有利？

天气变冷，不少人乐于洗热水澡、蒸桑拿，但这些并非人人皆宜。冬天门诊多发现有不少人在洗热水澡后，因过度干燥而引发皮肤炎症。病人多半是在热水澡后小腿皮肤开始干燥、脱皮、龟裂，甚至起红疹。这是过热的水破坏了皮肤的皮脂膜，导致皮肤过度干燥而产生的皮肤炎，医学上称为"干燥性皮肤炎"或"缺脂性皮肤炎"。人体皮肤表面附着有一层由皮脂腺与汗腺分泌物所组成的天然皮脂膜，可以防止皮肤水分散失。当这层保护膜不健全或不足时，皮肤就容易出现干、痒等问题。如果再过度使用碱性清洁产品或经常洗热水澡，就会造成皮脂不足，产生疾病。所以特别提示：冬天的到来，除了温度下降外，湿度也跟着变低，皮肤也随之变得干燥。建议洗热水澡或蒸桑拿的时间不宜太久，频率不宜太高。沐浴后，擦上橄榄油、滋润美体乳之类的保养品，一是防止皮肤水分的蒸发，二是及时补充油脂、水分和营养成分。美体乳一定要在沐浴后使用，因为浴后皮肤上的老化角质被清除干净，毛孔打开，皮肤非常柔软，这时使用美体乳后，有效成分很快被皮肤吸收，能达到最佳的护理效果。注意一定是在浴后皮肤不太干爽的时候使用，这样才能锁住水分，并在皮肤表层形成一层保护膜，让皮肤不再干燥瘙痒。

9 冬季如何选用护肤品、化妆品？

冬季是四季中护肤的关键时节，对护肤品的要求也最高，护肤品不仅要富含营养，更要帮助肌肤主动吸收。冬季使用的滋润护肤用品，应调整为保湿及具有修复功能的面霜。最常用的是以芦荟、牛油果、鲨鱼肝、鱼油等多种动植物精华成分合成的护肤用品。这些产品注重保湿、补充油脂，但使用的时候要考虑是否都能被皮肤吸收。近年来，随着科技的不断发展，不少护理用品开始添加高科技活肤因子，如辅酶Q_{10}活肤因子、透明质酸等。这些高科技营养成分能改变人体的皮肤特性，将护肤保养从传统的表面护理发展到让肌肤主动吸收，在活性酶的帮助下使得营养物质能在人体活动不频繁的冬季被全面有效地渗透吸收。晚间保养则应选用水质的保养品，让皮肤得到充分休息。

选购护肤品及保养品最重要的是要适合自己，脸上也不宜涂得太多。涂乳液时，除了脸部以外，手部及腿部也应该涂敷，以免皮肤干燥。原则上只要用1~3种保养品即可，如保湿、防晒及功能性产品。若使用彩妆后出现瘙痒、发红等过敏症状，必须立即停用，以免情况更严重。冬季适时的护肤品保养详见表5-1。

除了肌肤保养，冬季也常常需要化妆。由于气候寒冷，皮肤容易干燥，所以冬季的化妆品要有滋润性，由水质化妆品改为油质，由夏天用的酸性改为碱性或中性；底妆由粉状改为较富油脂的膏状；底妆的颜色应该比皮肤颜色深一号；眼影膏的颜色宜选用暖色，如棕色、紫色等；唇膏的颜色宜选用较深而明艳的色彩。

表5-1　冬季适时的护肤品保养

肤质	护理要点	产品	注意点	目的	时令中药
干性皮肤	补充水分	保湿液	酸碱度易被破坏	修护皮肤	可在保养美容中加入温热、活血之品，如附子、干姜、当归等
	补充营养	油包水性质的紧肤霜		滋润，减少干燥	
中性皮肤	补充水分	无油保湿液	应避风防寒，充分补足水分及养分	爽肤	
	补充营养	含橄榄油成分的滋养紧肤乳、营养霜、活细胞精华素、精华素、胶原蛋白面膜		在皮肤表面形成透氧性保护膜，锁住水分	
油性皮肤	清洁面部	磨砂啫喱	温水洗面，拍爽肤水	洁肤	
	补充水分	去油紧肤水		收缩毛孔，补充水分，抑制油脂分泌，消炎	
	补充营养	水包油性质的滋养乳液		补充营养，滋润皮肤	
敏感性皮肤	清洁面部	纯净水	应避风，忌烤火、电热；轻柔按摩	改善血液循环，促进皮肤的主动吸收	
	补充水分	保湿水			
	补充营养	精华素			

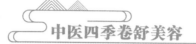
10 能否亲近冬日的阳光？

冬季紫外线相对较弱，但冬季也是皮肤对太阳抵抗力最弱的季节。皮肤新陈代谢速度缓慢，所以紫外线对皮肤的伤害也不可忽视。冬季里形成色斑是不知不觉的，一旦形成就很难消除，别因为冬阳暖暖就过度亲和阳光而忽略防晒。一定要警惕，做到防患于未然。寒冷的冬天，是肌肤彻底修复的大好时机，应选用具有防晒修护作用的产品帮助肌肤尽快修复，为下一轮的日晒做好充足的准备。冬季的防晒要点是以隔离、滋养、修护、活化为主，提升肌肤抗氧化能力。

11 冬季皮肤如何滋养净白？

冬季光照时间短，因为天寒地冻，所以人们对太阳格外青睐。但是冬季寒风凛冽，人体的汗腺、皮脂腺功能逐渐减弱，皮肤变得干燥、粗糙、弹性减弱，甚至干裂，尤其寒流袭来，脸面又冷又刺，一不小心就会留下小红点、小斑点，午后的紫外线也会给你细嫩的肌肤留下黑斑，所以皮肤在享受冬日阳光沐浴时，也要适度保湿防晒。尤其重要的一点是必须给肌肤充分的营养。冬季的滋养美白，可以为来春绚丽肌肤的展现提供可靠的保障。为享有冬季美丽又粉嫩、白皙又光洁的肤质，让皮肤始终处于生机勃勃的活力状态，可以通过适时的茶疗、饮疗、药汁疗、中药面膜、香熏面膜等综合疗法来实现。适时的滋养美白，会使你拥有亮丽的肌肤。冬季滋养净白保湿疗法详见表5-2。

表5-2　冬季滋养净白保湿疗法

肤质	茶疗	饮疗	药疗	中药面膜	精油香熏面膜
干性皮肤	黑枣红茶	草莓牛奶汁	燕窝红枣羹	白芷红花膜	迷迭香补水面贴膜
中性皮肤	樱桃奶茶	番茄牛奶汁	燕窝红花羹	当归核桃膜	百里香去皱面贴膜
油性皮肤	芦荟蜜茶	橄榄柠檬汁	燕窝蜂蜜羹	半夏桃仁膜	佛手柑清爽面贴膜
混合性皮肤	杏仁奶茶	香蕉蜂蜜汁	燕窝桃仁羹	杏仁茯苓膜	香橙平衡面贴膜
敏感性皮肤	牛蒡蜜茶	红枣木耳羹	燕窝木耳羹	珍珠芦荟膜	檀香抗敏面贴膜

12　鲜牛奶能祛斑美白吗?

从古至今,牛奶的功效早为人知,古代十大美女之一杨贵妃就以皮肤白皙细腻、滑润光泽、活力富有弹性而著称,其永葆青春的秘诀就是牛奶沐浴和牛奶敷面。慈禧太后嫩肤美白抗衰秘诀也离不开牛奶沐浴及牛奶蛋清敷面。这是由于牛奶具有养心肺、解热毒、润皮肤的功效。牛奶疗法特别适用于黄褐斑、雀斑、换过肤、用过铅汞和激素的皮肤,它具有修复、滋养、美白的作用,特别适合于冬季,它是理想的绿色环保之品。为了实现你的梦想,让肌肤恢复娇嫩,迎来众多青睐的目光,请尽早地、放心地使用牛奶护肤。

13　冬季哪些食物对人体有利?

冬季,万物闭藏,人体的阳气与活力也顺应自然渐趋下降,皮肤反应处于迟缓阶段,抵抗力较弱。除了外在保养外,在饮食上也要多加注意,应多吃各种蔬菜、鲜奶、鸡蛋、植物油等食物,这些食物中含有许多有利于皮肤保健的维生素。除此之外,要想皮肤好,还必须摄入一些矿物质,如镁、钾等,这些矿物质可消除疲劳、帮助消化、加速酶的活动、促进血液循环,从而有利于美容。人体每日必须摄入300~400 mg的镁,而镁主要存在于粮食之中,所以过分追求多吃菜少吃饭,对皮肤健康不利。

冬天,人们为了抵御寒冷,穿厚衣、睡暖房、吃火锅、食厚味、饮烈酒、进补品。冬令封藏,高能量、高脂肪、高营养的食品最易在这个季节吸收、贮藏,所以这个季节应根据体质特点进补。不是湿热之体,饮食不必十分清淡,可以适量进食高蛋白、多脂肪的食物,还可以在医生指导下服用鹿茸、鳖甲等补精养血之品,以积蓄能量,补充气血,使肌肤亮丽光彩。饮食要掌握好度,过食厚味之品可使体内郁热蓄积,所以还应适当进食新鲜蔬菜、水果、花茶,保证水分的摄入。应根据个人的实际情况选择能够保持机体功能协调平衡的膳食,避免偏热、偏寒、偏升、偏降等,达到阴阳协调。冬季也是调补肾阴肾阳最好的季节,以膏方调治最为适宜。冬季对人体有利的食物详见表5-3。

表5-3　冬季对人体有利的食物

谷物类	水果类	动物类	海鲜类	蔬菜类	中药	其他
芝麻、糯米	雪梨、香蕉、柑橘	猪肉、羊肉、鹅肝、鱼、虾、鸡、蛋	海产品	芹菜、番茄、青菜、菠菜、黄瓜、冬瓜	鹿茸、阿胶、鳖甲、龟板、黄精、芡实、鹿角胶	乳制品、胡椒、蜂蜜、核桃、辣椒、花椒、黑枣、红豆、蒜、巧克力

14　冬季的起居规律如何？

冬令天寒地冻，万物潜藏蛰伏，是进补和休养的大好时机。自古以来，农民春夏辛勤耕耘，秋季忙于收获，冬季农事完毕，需要休养生息。这是符合生物界春生、夏长、秋收、冬藏的自然规律的。人体经过秋季之后，阳气逐渐内敛，阴气逐渐积聚，正气内敛，进入休养生息阶段。冬季昼短夜长，应早睡晚起，保证充足的睡眠，贮藏精力，夜间不应将窗户紧闭，至少应将气窗打开，保持空气流通。被亦不可太厚，因为太厚重则被子内缺乏保温的空气。同时可以增加一些营养，进补一些膏方，积蓄能量，以备来春阳气升发之需。

15　顺时而为的冬季按摩手法

冬季多寒凉，皮肤收涩，易干燥皲裂。故手法宜重，选用油性、补益滋润类介质进行按摩。以按揉、抚摸、点穴、掐摩相结合的手法施行滋养调补。选用足少阴肾经涌泉、太溪、照海穴，足太阳膀胱经睛明、攒竹、眉冲、曲差穴，进行补法操作。即顺足少阴肾经、足太阳膀胱经经络循行方向操作，顺时针方向按揉。采取较长时间、向心性、慢频率、向上推行、旋转性推动等操作手法，达到滋润皮肤光滑细腻的目的。

1）按揉法

（1）双手拇指置于两侧太阳穴，两中指同时按揉神庭穴，眉冲、曲差穴、山根穴、印堂穴、四白穴、巨髎穴、攒竹穴等，以按揉、点穴、掐摩相结合的手法施行。采取较长时间、慢频率、顺时针方向按揉。

（2）双手拇指抵住临泣穴，两中指同时按揉丝竹空穴、瞳子髎穴，方法同上。

（3）双手拇指抵住两侧神庭穴，两中指同时按揉迎香穴，方法同上。

（4）两中指交叉按压人中穴、承浆穴。

（5）两中指同时按揉地仓穴、颧髎穴、颊车穴、上关穴、听宫穴、和髎穴，方法同上。

2）按抚法

（1）颌部：双手掌面置于下颌，右手由左侧向右侧轻抚颈阔肌。左手反向重复进行。

（2）颊部：双手指尖相对，掌面置于鼻翼两侧，双手罗纹面紧贴面部皮肤，分别按抚左右颊部至外耳门，作左右、上下、弧形曲线往返移动。具体为双手中指位于两侧地仓穴，以由下而上、由里至外的手法螺旋状滑动按摩颊部至上关穴，再由禾髎穴按摩至太阳穴动。动作均匀和缓，一气呵成，用力轻而不浮，重而不滞。

（3）眼部：双手罗纹面紧贴眼部皮肤，双手中指位于睛明穴，先由上眼睑至下眼睑环状按摩眼轮匝肌，再经攒竹、鱼腰、丝竹空、瞳子髎、承泣抚抹至睛明穴，反复多次，手法需轻柔。然后，双手示指、中指分别位于丝竹空、瞳子髎穴，双手同时向两侧额角轻拉眼尾皱纹。

（4）唇部：双手罗纹面紧贴口周皮肤，双手中指、环指自承浆穴向地仓穴按抚至人中穴、兑端穴，再返回承浆穴。然后双手分别置于上、下唇部，中指、环指交替自一侧地仓穴按摩至另一侧地仓穴。

（5）额部：双手罗纹面紧贴额部皮肤，左手位于左侧额角，示指与中指分开，右手中指由左向右螺旋状按摩额肌，左手跟进。由右向左，左手按摩，右手跟进。

然后中指、环指位于左额角，双手交替由左向右，再由右向左呈"S"形按摩额肌。

双手中指、环指位于印堂穴，以里上外下的手法分别向两侧额角作螺旋状按摩。

双手掌根位于额部，两手交替向头顶部按摩整块额肌。

（6）耳部：双手示指、中指夹于耳部，以抹法加力按摩耳部周围各穴位及耳后肌，并向外耳门方向按压耳郭。

3）揉捏法

主要用于耳部。拇指和示指揉捏两侧耳郭。双手中指与示指屈曲，其内侧面轻拿两侧耳轮。

整套操作时间可控制在30分钟左右。

16 冬季皮肤的恼人病症

冬天多寒邪为患，常见皮肤疾病主要有冬季风瘙痒（血风）、冬季皮肤干燥症、冬季手足皮肤皲裂症、冬季冷荨麻疹（白疹）等。冬季皮肤常见病症的原因和预防措施详见表5-4。

表5-4　冬季皮肤常见病症的原因和预防措施

病症	皮肤表现	原因	预防措施
冬季风瘙痒（血风）	只有皮肤瘙痒，而无原发皮肤损害，以遇寒冷加重为特征的皮肤病，多发于冬季；皮肤干燥瘙痒，迭起细薄鳞屑，如糠似秕；皮肤肥厚，严重者则可出现苔藓样改变，好像牛颈项之皮，沐浴后缓解，但旋即又作，彻夜难眠；多见于老年人	血虚不能滋养肌肤，风从内生	忌食生冷，饮食有节；慎避风寒，适时增减衣服；常饮姜糖水；切忌热水洗烫、用力抓搔；内衣以棉织品为好；保持室内空气清新温暖；加强皮肤滋润保养
冬季皮肤干燥症	又称维生素A缺乏病；皮肤干燥、干涩，无光泽为特征，好发于冬季及干燥季节；初期肌肤干燥，体无膏泽，逐渐纹理粗重，皮肤类似枯鱼，或类似蛇皮，抚摸碍手，皮损多以伸侧为甚，春夏渐轻，秋冬加重	精血不足，津亏血瘀，肌肤失养	忌食辛辣鱼腥，多吃鲜嫩多汁的水果蔬菜；戒除烟酒；减少热水烫浴；外涂护肤油脂，加强皮肤滋润保养
冬季手足皮肤皲裂症	手足皮肤裂隙，多见于体力劳动者；好发于手足经常摩擦的部位，如指尖、手掌、足跟、手足侧缘等处；病程缠绵，秋冬加剧；皮损表现为皮肤干燥龟裂，裂隙灼热疼痛，触之尤甚；浅者仅在皮肤表面，深者可达肌肉，容易出血，剧痛难忍，周围皮肤厚硬	时令风寒，干燥环境；接触酸碱、异物刺激；肌肤失养	预防甚为重要，加强劳动保护保暖、防寒；避免油垢浸渍；不用碱性过强的肥皂，沐浴后及时外涂护肤油脂、防裂膏等，或用香油调敷患处
冬季冷荨麻疹（白疹）	以皮肤起风团疹块，遇冷则发，其色瓷白为特征，该病天阴雨冷则剧出，遇大风也加剧，得晴暖天气或着衣身暖则缓解；常始于面部暴露部位、大腿内侧等摩擦部位，逐渐泛及全身；皮损初期瘙痒，随即出现风团	阴寒体质，遇风冷之气侵犯所致	注意防寒保暖，避免受冷风、冷水刺激；少食生冷瓜果，多食辣椒、羊肉温补食品，常饮姜糖水、红茶；加强皮肤滋润护养

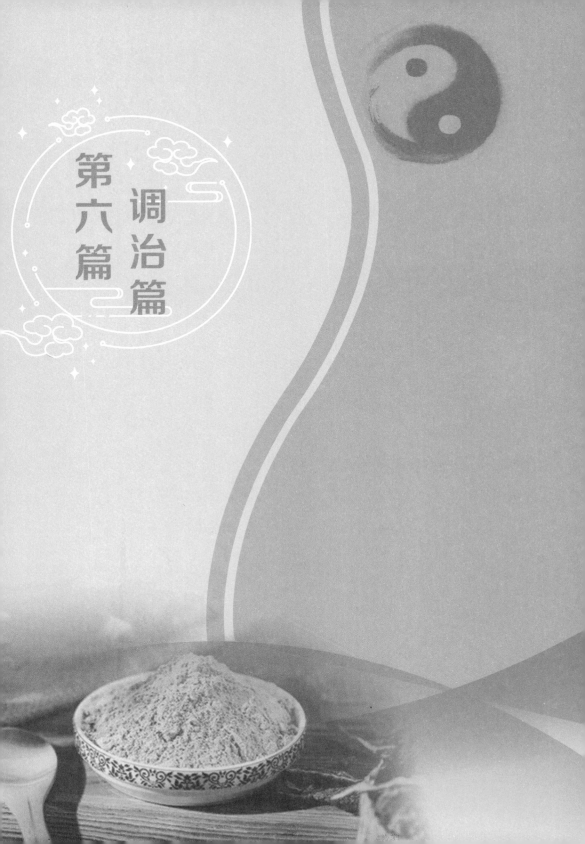

第六篇 调治篇

四季卷舒美容属于广义美容的范畴，是指健康基础上的身心美容，包括生活美容和治疗美容两大部分。生活美容以保健为主，在中医理论的指导下，采取药物、食品、运动、养生等多种手段达到预防疾病、延缓衰老、驻颜美形的目的。治疗美容则是在中医理论的指导下，采用辨证论治的思路和方法，选取中医药内治和外用治疗方法，达到治疗碍容性疾病，维护人体形神美的目的。四季卷舒美容正视心身两方面的内容，强调心身的综合治疗，辨证施容，内外合治，有其独特的疗效。四季卷舒美容视对象不同，采取的美容方法也不同，原则是：健康美容重在保养，道法自然，即要求人的行为顺应自然规律，达到阴阳五行卷舒状态，生活方方面面皆在防病治病；亚健康美容重在调理，使身心重归健康平衡状态；疾病美容重在调治，充分发挥四季卷舒美容预防为主、防治结合的优势，真正帮助人们实现健康美丽的愿望。

人体外在美主要通过容颜、形体反映出来。四季卷舒美容一方面研究如何美化、养护容颜，另一方面研究影响容颜、形体美的因素及疾病的防治。通过观察面部皮肤的色泽明晦、枯润程度乃至纹理的粗细来了解面部肌肤乃至身心问题，采用多种手段祛除面部斑痣赘疣、瘢痕、白癜风、粉刺、皱纹，使面部红润光泽。本篇主要论述常见皮肤问题的调治及养护方法。

1　皮肤松弛老化

皮肤松弛老化，是指肌肉松弛，软弱无力，皮肤缺乏弹性、张力的现象，多为衰老的征兆。皮肤松弛老化，当属脾胃虚弱，运化功能障碍，以至肌肉松弛，软弱无力。除此之外，皮肤老化与日光的关系亦甚为密切。晒太阳对身体有益，但日光中的紫外线是造成皮肤老化甚至皮肤癌的主要原因，日光并不是加速皮肤的自然老化，而是产生一种完全不同的日光老化。日光老化造成皮肤粗糙、干燥及色斑，也可能造成血管扩张及恶性皮肤病变。有90%的皮肤老化是过度的日晒引起，过度日晒可以造成明显的毛孔粗大、胶原蛋白流失、起黑斑等。因此如果要皮肤年轻亮丽，除了要有好的先天条件，后天的保养很重要。

食物中的成分常含有氧化物和自由基，它们也是造成皮肤老化的因素之一，而维生素C、维生素E及硒的抗氧化作用对于延缓老化有一定的帮助。

改善松弛皮肤，可以内服补脾中药，均衡食物营养，少食过咸食品，加强局部护理。柑橘、葡萄等水果，鱼类，橄榄油，牛奶，动物肝脏等富含维生素C、维生素E及硒的食物具有抗氧化作用，可以一定程度地延缓老化。

2 痤疮

皮肤痤疮是指多发于颜面或胸背部的毛囊性红色丘疹、白头或黑头粉刺、脓疱、结节、囊肿等，又称"粉刺""青春痘"。

1）形成原因

（1）内分泌紊乱

痤疮与体内雄激素水平增高或对雄激素敏感有关。雄激素可使皮脂腺肥大，皮脂分泌增多，淤积于毛囊内形成脂栓，即粉刺。在厌氧环境下，原存于毛囊内的痤疮棒状杆菌大量繁殖并产生大量溶脂酶，分解皮脂中的三酰甘油，产生出游离脂肪酸，刺激毛囊引起炎症。之后毛囊壁被损伤破坏，淤积的皮脂进入真皮，引起毛囊周围炎症，形成黑头粉刺、结节、脓疱、囊肿、脓肿等。

（2）饮食不慎

饮食多糖、多脂及刺激性、辛辣油腻之品，可导致脾胃积热，郁于肌肤而形成痤疮。

（3）季节影响

夏季炎热气候，使人多汗，皮肤不洁易发痤疮。常伴有多食、口臭、便秘，或在月经前加重；炎症反应明显，脓疱此起彼伏，反复不断，脓疱消退后可留有凹陷性小瘢痕，形如橘皮。

（4）体质因素

素体湿盛、热盛，毛孔明显粗糙，油脂分泌旺盛，皮肤油腻不爽，大便秘结者易患本病，复外感毒邪，阻滞经络，气血不和者更甚。

2）症状特征

（1）病变多发生在毛囊和皮脂腺丰富的部位，如脸部、胸部、背部、臀部，甚至颈部、上臂和大腿都有可能出现。

（2）皮肤油腻明显，毛孔粗大，炎症明显，脓疱此起彼伏，反复不断，脓疱消退后可留有凹陷性小瘢痕，形如橘皮，或形如粟米大小，可挤出白粉状油性物质，以鼻周多见，轻度发痒，或在月经前加重，以结节囊肿为主，皮肤表面高低不平，均可伴有多食、口臭、口干、喜冷饮、便秘等症状。

（3）青春痘多发生于青春期，与激素水平有关。但也可出现于任何年龄，小至婴儿，大至七八十岁的老人。其外观如图6-1~图6-3所示。

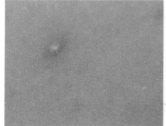

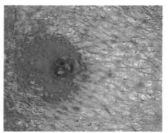

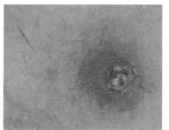

（a）体表皮肤照　　　　　　　（b）表皮　　　　　　　　（c）真皮

图6-1　28岁女性右脸颊

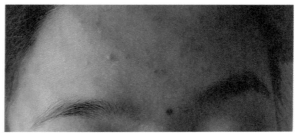

（a）体表皮肤照

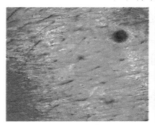　　　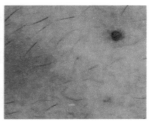

（b）表皮　　　　　　　　　　（c）真皮

图6-2　20岁女性额部

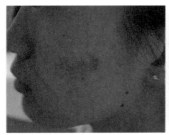

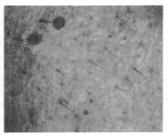

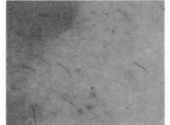

（a）体表皮肤照　　　　　　　（b）表皮　　　　　　　　（c）真皮

图6-3　20岁女性左脸颊

3）治疗

（1）内治

粉刺、红色丘疹，有少许小脓疱，彼此混杂而生，多发于额头，病程较短，舌红、苔薄黄者，为肺热证，治宜清肺凉血。方用枇杷清肺饮加减。热盛伤阴者，可用清热养阴丸。

皮肤油腻感颇重，丘疹、脓疱、小结节较多，丛生于面颊、下颏等部位者，为湿热证，治宜清热化湿散结。方用平胃散加浙贝、白花蛇舌草、桔梗、夏枯草等。

颜面发热发红，脓疱、结节较多，时有少量黄脓液外溢者为热毒证。治宜清热解毒。用五味消毒饮加减。

痤疮日久不愈，面部反复出现大小不一的结节、囊肿和瘢痕，疮面紫暗者，为血瘀证，宜活血破瘀散结。方用大黄䗪虫丸加减。

多发于女性，痤疮日久，反复发作，以两颊为主，皮疹炎症不明显，肤色暗淡或白，可有色素沉着，带下绵绵量多，四肢倦怠，月经不调者，为冲任失调证，治宜健脾祛湿，清热活血。方用加味完带汤。

加减法：一般情况下，青年痤疮的各证型都可考虑加入二至丸，以调理阴阳；女性患者，有月经不调者可考虑用逍遥丸。颜面发红，日久难退者，加鸡冠花、玫瑰花、炒槐花、生石膏、寒水石。脓肿胀痛较重可加蒲公英、紫花地丁、虎杖。囊肿结节为主者，加用黄药子、土贝母、皂角刺、昆布。皮肤油腻感重加五味子、茵陈、虎杖。

青春痘的治疗，应根据肺与大肠相表里的理论，明确肺失清肃、腑气不行、大便秘结、热毒循经上行是导致本病的原因，故治疗上应辨证施用清热利湿、通腑降泄、化瘀消痈之法，恢复肺的宣肃功能，使大便得通，肺经之邪得以从下而解，改善或消除青春痘之红肿热痛的症状。

（2）外治

外用中药，对皮肤进行清洁、消炎、保湿、镇静、消肿，不宜过分洗搓面部皮肤。注意皮肤的季节性变化，根据时令特点选用相应药物，预防界面接触过敏，配合使用具有抑制发炎的冷性面膜、中药药泥等，目标是有效改善皮肤质地，使皮肤细腻，控制油脂分泌，从根本上铲除青春痘生长的土壤。

湿敷洁面法：

①清热解毒类：槐花、蒲公英、山豆根、菟丝子、大青叶等。

②消肿散结类：芒硝、马齿苋、芫花、凌霄花、陈皮等。

③减轻皮脂类：芦荟、地榆、虎杖、山楂、荷叶等。

④减轻色素类：僵蚕、杏仁、天冬、冬瓜仁、白蔹、食醋、白扁豆衣等。

按需要取上药若干，加水用小火煮沸取药汁，临睡前用纱布6～8层，蘸药汁呈饱和状，湿敷在面部（留出眼、鼻、口），持续30分钟。长期使用，消痤嫩肤效果尤佳。

亦可用蛇胆霜、颠倒散、四黄洗剂等外擦患处，适用于初、中期痤疮炎症明显者，或用玉容散面膜综合护理。

（3）放血疗法：凡见背部或臀部发生严重痤疮，如脓疱、结节、囊肿等聚合丛生时，可在委中穴处放血。方法：先用橡皮筋束紧委中穴上方，皮肤严格消毒后，取三棱针点刺委中穴，放出鲜血2~3滴即可，然后放松橡皮筋，棉球压迫针孔处。7天放血1次，4次为1个疗程。在第1疗程完成后，间隔1个月，再行第2疗程。将体内的瘀毒彻底清除。

（4）自血疗法：抽患者自体血4 mL，再注入足三里穴，每侧2 mL，每周2次。

（5）调摄护理

除治疗外，饮食也很重要。饮食方面应注意"三多两忌"：一多，多吃含锌含钙的食物，如玉米、扁豆、黄豆、萝卜、蘑菇、坚果、动物肝脏、扇贝等；牛奶则是补钙的极好选择。二多，多吃维生素含量多的食物，特别要补充维生素A、B_2、B_6、C、E。富含维生素A的食物大致有菠菜、生菜、杏、芒果、动物肝脏、鱼肝油、鱼卵等。维生素B_2、B_6可参与机体代谢蛋白质的过程，并促进脂肪的代谢，加速细胞生物氧化，平复暗疮。富含维生素B_2、B_6的食物主要是绿叶蔬菜、鱼类，特别是鳝鱼。富含维生素E的食物有豆油、坚果和菌藻类如木耳、猴头菇等。三多，多吃粗纤维食物。粗粮可促进肠胃蠕动，加快代谢，使多余的油脂尽早排出体外，食物有全麦面包、豆制品等。一忌，忌食肥腻厚味食品。应少吃肥肉、油煎等油腻食物及高精、多糖食品。含脂肪多的食品有牛油、全脂牛奶、肥牛肉、肥猪肉、腌鱼、香肠、巧克力等；含糖分多的食品有面包、米饭、点心、糖果等。二忌，忌辛辣温热食品，包括辛味佐料和饮料，如芥末、辣椒、胡椒、白酒等。同时具刺激性的食品如咖啡等也要避免食用。

同时要克服挤压痤疮的不良习惯，因为这样可使毛囊内容物被挤入周围的表皮中，使本来没有炎症或炎症很轻的皮疹加重，进而转变为毁坏面容的瘢痕疙瘩。宜用温水清洗面部，不宜用油性化妆品。

除了青少年时期的青春痘以外，有越来越多年纪稍长的女性饱受类似青春痘的折磨。这种后期青春痘的形成并非皮脂溢出的缘故，而是毛囊表皮过度角质化，再加上皮肤干燥的结果。所以痤疮可发生于任何年龄，不一定只在青春期，也不局限于女性。

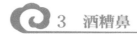 **3 酒糟鼻**

酒糟鼻是以鼻部潮红、肿胀和伴有毛细血管扩张为特征的炎症性皮肤病。男女均可发生，但以男性病情较重。

1）形成原因

（1）肺经血热：肺经素热，血热入肺窍，又遇风寒外束，郁而使鼻渐红。

（2）脾胃积热：脾胃素热或长期嗜食肥甘辛辣燥热之食品，中焦热蕴，循经上蒸鼻窍而发红。

（3）寒凝血瘀：风寒客于皮肤，或用冷水洗面，以致血瘀凝滞，鼻部先红后紫，久则黯红。

现代医学认为本病和饮食失调关系密切。胃肠功能紊乱，冷热过度，以及过食辛辣刺激性饮食，可使面部血管运动神经功能失调，毛细血管长期扩张而导致本病。约有75%～95%的患者可以在皮损部位找到螨虫，故有人认为螨虫感染也可作为本病的重要发病因素。此外，内分泌功能失调（尤其在绝经期）、高温或寒冷、情绪激动及精神紧张等因素均与本病的发生有关。

2）症状特征：临床表现分为三期。早期鼻头或鼻部周围的颜面皮肤出现小片状或弥漫性潮红，同时伴有毛细血管扩张和皮脂溢出过多，亦称红斑期；继之在红斑的基础上出现红色丘疹、小脓疱，为丘疹期；后期形成大小不一的结节和凹凸不平的肥大增生，叫鼻赘期。患者自觉灼热、胀痛不适或痒痛。此病对容貌影响较大。

3）治疗

（1）内治

肺胃积热证：鼻区皮肤发红，毛细血管扩张，出现弥漫性红斑，油腻，遇热更红，灼热不适，可伴有便秘、口干渴，舌红苔黄，脉数。治宜清泻肺胃积热。方用枇杷清肺饮合泻白散化裁。

热毒壅盛证：发病中期，鼻部转为深红色，在红斑上有较多的红色丘疹、小脓疱，灼热肿胀明显，皮损炎症较早期明显加重。治宜清热解毒凉血。方用五味消毒饮加减。

血瘀凝滞证：鼻部暗红或紫红，逐渐肥厚增大，或者结节增生如瘤状，终至鼻

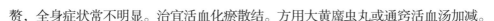

赘，全身症状常不明显。治宜活血化瘀散结。方用大黄䗪虫丸或通窍活血汤加减。

（2）外治

外涂、外敷玉容粉倒膜综合护理；颠倒散加入少许蜂蜜调成糊状，外涂患处；三黄洗剂100 mL加入氯霉素片2 g，均匀外涂患处，每日2次。

（3）针灸法

毫针法：主穴取印堂、素髎、迎香、地仓、承浆、颧髎。配穴取大迎、曲池、合谷。

耳穴：肺、内分泌、肾上腺、外鼻。耳针或耳穴贴压。

穴位注射：取迎香穴，用0.25%盐酸普鲁卡因双侧各注入0.5 mL，2天1次，10次为1个疗程。

（4）调摄护理：同痤疮。

4　黄褐斑

黄褐斑为颜面出现局限性或对称性淡褐、深褐色甚或呈淡黑色之皮肤色素改变，为常见的皮肤碍容性疾病。中医称之为面尘、黧黑斑。本病多发生于女性，尤多见于青、中年，男性亦可见。多因妊娠、更年期、内分泌紊乱而发病；也有因长期服用口服避孕药、苯妥英钠、乙底酚类、黄体酮类等药物而引起；还可由日晒而致。本病与精神情绪密切相关。约14%的人因使用低劣化妆品而引起。

1）形成原因

（1）内分泌因素

本病多因妊娠、更年期、内分泌紊乱而发病。有的发生在怀孕期，少数至分娩后逐渐消退；有的出现在流产或卵巢、子宫等妇科手术后，亦见于月经不调、痛经、慢性宫腔病、乳腺增生等患者，本病与妇女特殊的生理病理有密切关系。还有甲状腺机能低下、肾上腺皮质肥厚、性激素异常等内分泌疾病患者，多伴发本病。

（2）药物因素

9%~20%长期服用口服避孕药的妇女会发生本病。长期应用苯妥英钠、乙底酚类、黄体酮类者，易发生本病。

（3）日晒因素

日晒可引起本病。中波紫外线可透入皮肤，长波紫外线可达真皮上中部。经紫外线照射后，黑色素细胞不断增加，颜色加深，皮损明显。本病色素沉着部位主要在表皮基底层，严重者真皮浅层噬黑色素细胞有较多的黑色素。与正常皮肤相比黑色素细胞数目多，黑色素形成快，黑色素颗粒活性增加。衰老期皮肤抗紫外线的能力减弱，气血不足是导致内瘀外斑的原因。

（4）慢性疾病

黄褐斑可见于习惯性便秘、胃肠功能紊乱、肝胆病、肾脏病、结核病、疟疾、酒精中毒、肿瘤等患者。

（5）情志因素

本病与精神情绪密切相关。过度疲劳、休息不足、精神负担过重，都可引起色素斑加深扩大；全身情况改善后，色素减轻，甚至消失。中医认为七情内郁，肝气郁结，情志不遂，日久致血随气停，瘀血阻络于面而发病。另外肝郁化火，下灼肾阴，恣情纵欲，耗伤肾精，肾精受损，虚火上炎，火燥相结而发为褐斑。

（6）化妆品因素

由使用低劣的化妆品引起，约占14%。

2）症状特征

（1）发展一般规律：初期轻度潮红瘙痒，继则出现青灰色斑，日久则成深灰色。发展到一定程度则停止发展。

（2）皮损特点：颜面出现局限性或对称性淡褐、深褐色甚或呈淡黑色之皮肤色素改变，大小不一，形状不规则，有的互相融合成蝴蝶状，边界清楚，表面皮肤光滑。

（3）好发部位：通常是对称地分布在眼周附近、额部、颧部、颊部、鼻部和口周。

（4）无明显自觉症状，有碍美容。其外观如图6-4~图6-7所示。

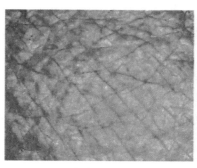 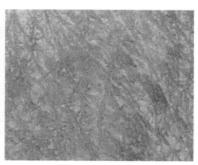

（a）表皮1　　　　　　　　　　（b）表皮2

（c）体表皮肤照 （d）真皮

图6-4 42岁女性右脸颊

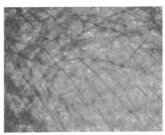 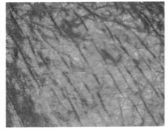 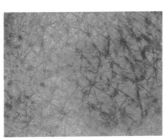

（a）表皮1 （b）表皮2 （c）表皮3

  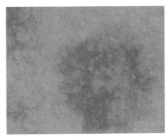

（d）真皮1 （e）真皮2 （f）真皮3

图6-5 42岁女性右脸颊

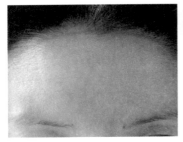 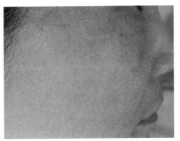

（a）额部皮损 （b）右颊皮损

图6-6 40岁女性面部色斑皮肤

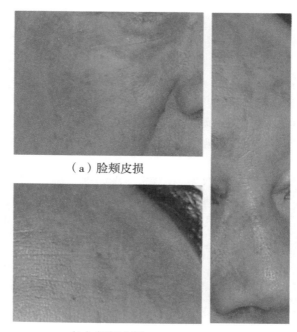

（a）脸颊皮损

（b）额部皮损　　　　　　（c）鼻部皮损

图6-7　52岁女性面部色斑皮肤

3）治疗

（1）内治

中药：褐斑大小不定，形状如地图或蝴蝶状，烦躁抑郁时加深加重，伴有胁痛乳胀，易怒，口苦，纳差，女性可于月经前斑色增大加深者，为肝郁证，治宜疏肝理气，活血化瘀。方用清肝丸加减或加味逍遥丸。

褐斑面积较大，可累及前额、鼻翼、口周者为脾湿证，伴见面部皮肤油腻，有秽垢之感，为偏于湿热，治宜清热理湿，用清利消斑汤治疗；伴有体倦乏力，妇女见白带量多，或黄或白，腹胀纳呆，形体较为臃肿肥胖者，为偏于气虚，治宜健脾益气，利湿祛斑，方用实脾丸。

褐斑色深，呈灰黑色，面色晦暗，皮肤干燥，形体较瘦，腰膝酸软，多梦者，为肾虚证，治宜滋阴降火，凉血化瘀，方用益阴丸；若伴有形寒肢冷，夜尿清频，男子遗精，女子不孕者，为肾阳虚证，治宜温阳益肾，化瘀退斑，方用金匮肾气丸加减。

上述诸证均配合化瘀丸：当归、泽兰叶、泽漆各12 g，苏木、香附、制乳香、制没药各10g，鸡血藤、益母草、丹参、桑寄生各30g，党参、牛膝、莪术各15g，桃仁20g；制成丸剂，每服10g，每日2次。如此配合则疗效更佳。

西药：维生素C 0.3~1.0g，口服，每日3次。

（2）外治

中药：祛斑霜、柿叶祛斑膏、五白膏、祛斑酊、玉容散、润肤祛斑膏等涂患处。

临床外用主方药物主要有以下六类：祛风药，具有侵蚀表皮作用的药，活血化瘀药，芳香药，油、蜡类药，豆面粉类或胶类药。常用外敷药物有人参、红花、三七等，需制成美容霜。

西药：3%氢醌霜，2.5%白降汞软膏，3%双氧水等脱色剂外搽患处；或用0.1%维甲酸、5%氢醌、0.1%地塞米松置于亲水软膏中，每日2次外涂。

（3）按摩

沿着足太阳膀胱经、足厥阴肝经、足少阴肾经在四肢部位的经络走向按摩。

（4）调摄护理

避免日晒，尤其夏日养成出门戴帽子或撑伞，涂防晒霜、防晒油的习惯，尽量避免在阳光下工作、游泳、旅游。起居规律，生活稳定，情绪平和。多摄入富含维生素C的果蔬，如橘子、山楂、柠檬、番茄，以及富含维生素E的果蔬如花菜等。饮食应清淡。面部切忌涂抹含有激素的药膏。

本病需要综合治疗，内服疏肝理气、补益脾肾、活血化瘀、健脾利湿的药物，可适当配合服用维生素C、维生素E及使用耳穴压子，保持心情愉快，睡眠充足；外部加强局部护理，中药外敷，改善皮肤色斑。

5　雀斑

雀斑是色素性皮肤病，主要表现为面部皮肤出现浅褐色或深褐色斑点，好发于鼻梁两侧眶下部，无任何自觉症状，日晒后加重。因其形色如同雀卵上之斑点，故称本病为雀斑。本病以女性患者为多，白种人较黄种人多，黄种人也多发于皮肤较白者。

1）形成原因

（1）遗传因素

雀斑是一种常染色体显性遗传性疾病。雀斑区域的表皮内有一种特殊类型的黑色素细胞，它在紫外线作用下形成黑色素的速度，远比非雀斑区域的黑色素细胞快。大约90%~95%的患者有家族史，其中64%为女性。中医学认为此病与先天肾水不足，虚火上炎，火燥相结于肌肤有关。

（2）日晒因素

中波紫外线可透入皮肤，长波紫外线可达真皮上中部。雀斑经紫外线照射后，其黑色素细胞虽不增加，但颜色加深，皮损明显。

2）症状特征

（1）雀斑发生多在5岁左右，随年龄增大而逐渐增多，到青春期达到高峰。

（2）皮损好发部位为面鼻部、颈部、手背等裸露部位，以面鼻部为多。

（3）呈季节性变化，夏季多发，冬季缓解。

（4）皮损特点：损害为帽针头至芝麻大小的黄褐色或暗褐色斑点，境界清楚，密集但不融合成片，或散在对称分布。

（5）无自觉症状，但有碍美容。

3）治疗

（1）内治：活血祛风消斑，用桃红四物汤加荆芥、浮萍、鸡血藤等；养血祛风润燥，用当归片。

西药：维生素C 0.2 g，或维生素E 50 mg，胱氨酸50 mg，一日3次。

（2）外治：雀斑方、祛斑液涂搽面部；脱色治疗同黄褐斑。

（3）调摄护理：同黄褐斑。

6 脂漏性角化症（老人斑）

我们俗称的老人斑可分为两种：一为严重的大晒斑，二为脂漏性角化症。

大晒斑，即日光照射后形成的较大的晒斑，常平滑，不凸出于皮肤表面。多见于脸上和手背部。

脂漏性角化症，属于良性的皮肤肿瘤，略呈乳头瘤状。大多数分布在脸上，尤多见于日晒部位。

1）形成原因

（1）日晒因素

此症可由日晒引起。衰老期的皮肤抗紫外线的能力减弱，气血不足是导致内瘀外斑的原因。

（2）慢性疾病

此症常见于习惯性便秘、胃肠功能紊乱、肝胆病、肾脏病、酒精中毒、肿瘤等患者。

（3）情志因素

过度疲劳、休息不足、精神负担过重，都可引起色素斑加深扩大。

2）外观特征

斑略硬，角化过度，带棕黑色的小凸起。人们一般认为是长寿斑，但也有少数会恶变。如果出现在非日晒部位，如前胸后背等，或出现老人斑明显变大、色泽不均、周围发红、溃疡等异常状况时建议作皮肤切片检查，做到尽早发现，尽快治疗。

（1）好发部位：日晒部位。（其外观如图6-8所示。）

（2）伴随症状：无明显自觉症状，有碍美容。

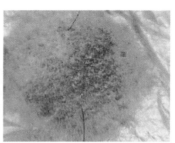

（b）表皮

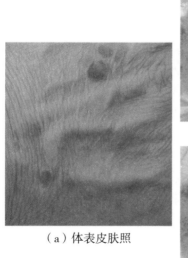

（a）体表皮肤照

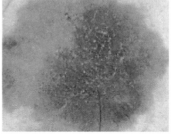

（c）真皮

图6-8　55岁男性手背皮肤

3）治疗

老人斑不处理不会有生命危险，如果有特殊要求要治疗的话，可以采用冷冻治疗（液态氮气点除）、化学换肤（三氯醋酸点除）、电烧、激光等方法，各种治疗都不易留下疤痕。短期内可以出现暂时的色素沉着。可配合内服疏肝理气、活血化瘀之品，如加味逍遥丸；及补肾抗衰老之品如金匮肾气丸等。外部加强局部护理，中药外敷，改善皮肤色斑。

注意点：各种治疗进行后，必须正确地处理伤口，及时采取防晒措施，避免治疗后色素沉着，影响治疗效果。

调摄护理：避免日晒，尽量避免在阳光下工作。起居规律，生活稳定，情绪平和。多摄入富含维生素C、E的果蔬，如花菜、葡萄等。饮食应清淡。面部切忌涂抹含有激素的药膏。

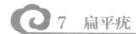

7 扁平疣

扁平疣是由人乳头瘤病毒HPV-3、HPV-5所引起的皮肤病。当皮肤遭受外伤或由于其他原因引起局部抵抗力低下时，乳头瘤病毒就乘机侵入皮肤而产生本病。这种病毒广泛存在于自然界，会随时侵犯人体，但传染源往往是扁平疣患者，人们常常是通过和已患病者的密切接触或是用了患者的用具而被传染的。此病多发于面部、颈部及手背等处，发病常出现针头般大到粟粒、芝麻或绿豆般大小的凸起于皮肤的丘疹，这种疹子表面光滑、顶部呈扁平状，其质地较硬，可为圆形、椭圆形或多角形。皮损颜色常是浅红色，也有呈褐色者。虽有些患者只有稀疏分布的几个皮疹，但大多数患者的皮疹呈密集分布，甚至遍布整个面部及手背。年轻患者居多，所以又称青年扁平疣。

扁平疣病人，除少数有轻度瘙痒外，一般无明显不适之感。然而因发生在露出部位，尤其是青年男女的面颈部和手背部，所以难免使患者为之烦恼。他们因求治心切，经常购买药物点抹，虽然个别的疣治下去了，但大多情况却是留下难看的瘢痕，甚至越治越多。也有的人常用手去搔抓，原有的皮肤被抓破，病毒沿着搔抓之痕迹滋生传体，使皮损排列成线条状或传到别处皮肤。防止传染的方法是不要与患者共用毛巾、面盆，最好将患者的毛巾、面盆和衣服煮沸消毒；切忌用手搔抓皮疹，以免造成自身的传播。扁平疣的外观如图6-9所示。

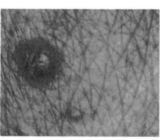
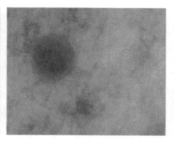

（a）体表皮肤照　　　　　　（b）表皮　　　　　　（c）真皮

图6-9　60岁女性胸部皮肤

1）中医辨证分型内治

（1）外感风毒、内动肝火。初起疣赘突起，散在或密集，偶有微痒，伴有舌红，苔薄白，脉弦数。治则：清热平肝。方用化毒消疣汤：大青叶30g、蒲公英30g、板蓝根30g、白花蛇舌草30g、土茯苓30g、黄芩12g、制大黄9g、牡蛎30g（先煎）、磁石30g（先煎）、鲜生地30g；水煎服，每日1剂。

（2）湿热内蕴。疣赘隆起明显，颜色偏红，瘙痒明显，舌红苔黄腻，脉濡数。治则：清热解毒。方用清热方：连翘15g、夏枯草15g、藿香15g、佩兰15g、砂仁15g、茯苓15g、白术10g、板蓝根15g、陈皮10g、白鲜皮15g、扁豆15g、甘草6g；每日1剂，水煎3次，分3~5次服用。

（3）热蕴络瘀。病程较长，皮疹黄褐或暗红，可有烦热，舌暗红，苔薄白，脉沉缓。治则：活血解毒。方用紫蓝方加减：马齿苋60g、板蓝根30g、紫草根15g、生薏米15g、大青叶30g、赤芍15g、红花15g、桃仁10g、生牡蛎30g（先煎）、穿山甲10g（先煎）、珍珠母30g（先煎）、陈皮6g；每剂水煎3次，将3次取汁合在一起，分6次服（服时加热）。

2）外治

中药：香附、木贼、板蓝根、山豆根各30g，煎汤后趁热擦洗，每次擦洗5分钟，连用1周。

乌梅治疣方：乌梅、香附、木贼草各30g，加水煎2次，去渣取滤约300mL，待温后用棉球蘸湿敷于长疣处，每日2~3次，每次敷20~30分钟，连续3~5日。

鸦胆子油少许，点涂皮疹，每日1次，切勿沾及四周健康皮肤。

制草乌、川椒、芫花各10g，水煎洗。

外洗、外涂治宜清热疏肝活血。方用紫蓝方加减。或用五妙水仙膏点涂皮疹。

3）针灸

（1）水针 取穴：面部皮疹取足三里（双）、曲池（双）；额部皮疹取血海（双）、曲池（双）；手部皮疹取血海（双）、曲池（双）、肩髃（患侧肩）。操作：穴位注射板蓝根注射液。刺入得气后，缓慢注入，每穴注入1mL，每日1次，10次1疗程。

（2）穴位注射法 取穴：血海、风池、大骨空。每次选1~2穴，采用10%川芎注射液或10%防风注射液，针刺得气后，各穴推注1~1.5 mL，2日1次，7次为1个疗程。

（3）耳针 取穴：肺、神门、内分泌、皮质下、肾上腺、大肠，患处在耳部相应穴位。操作：奇应丸（或王不留行籽）贴压穴位。每次揉按40~50次，每日揉3次。双耳轮换，3日换1次，3周为1疗程。或于耳穴肝、胆、皮质腺、肺、面颊，用泻法。

（4）火针　取穴：阿是穴。操作：按火针法操作，用火针对准疣体速刺，不可刺得过深、针刺3日内勿用水洗患处，以防感染。1周内脱落而愈。

（5）毫针　配合电疗仪。主穴：迎香、四白、阳白、颊车。配穴：合谷、曲池、足三里、内庭。操作：根据扁平疣面部所发部位选择邻近主穴、配穴，每次4~5穴，采用针刺法，得气后夹上电疗仪，留针10~20分钟，每日或隔日1次，5次为1疗程。

以上治疗扁平疣的方法，可几种同时并用，综合治疗。在治疗过程中，消退期可能出现一些预兆，如突然瘙痒、基底部红肿、损害突然增大、损害趋于不稳定等情况，此时要坚持治疗。

4）调摄护理

皮疹不宜搔抓和洗烫，以免扩散；选用各种疗法时，应坚持疗程；局部用药尤其是剥脱性、腐蚀性药物须仔细操作，以免损害健康皮肤；防止传染的方法是不要与患者共用毛巾、面盆，最好将患者的毛巾、面盆和衣服煮沸消毒；切忌用手搔抓皮疹，以免造成自身的传播。

8　白癜风

白癜风，是一种常见的色素障碍性皮肤病，以局部色素脱失为主要特征。其主要临床表现为：皮肤突然出现白斑，甚至眉毛头发尽白，边缘境界清楚，白斑大小不等，形状各异，数目不定。白癜风好发于头面、手、颈等显露部位，往往呈对称性分布。白斑对光较敏感，暴晒后出现潮红。无自觉症状，不易治愈。

1）形成原因

（1）遗传因素：部分患者有家族史。本病为常染色体显性遗传性疾病。

（2）自身免疫因素：患者可伴有甲状腺功能亢进、肾上腺皮质功能减退、恶性贫血、糖尿病、肝炎、斑秃等。也有人认为此是由于黑色素细胞酪氨酸酶或其他氧化酶受到干扰的一种自身免疫性疾病。

（3）精神因素：精神焦虑紧张易导致白癜风。

（4）其他：内分泌异常；强烈的日晒；接触某些化学物质，如酚类；感染；变应性疾病等。

中医认为此病主要由于风湿搏于皮肤，致令气血失和，血不荣肤而成。原因分为以下几点。六淫侵袭：风邪挟热、寒、湿侵袭于肌表，肺气不宣，郁于经络遂成白斑。情志因素：七情内伤，气血失和，复感风邪，聚于肌肤造成白斑。瘀血阻滞：这是本病局部的直接病变基础，外伤或情志引起者多与此直接相关。肝肾不足：肝肾不足，阴虚火旺，火燥相结于肌肤；或肾阳不足，失于温煦；或久病及肾，精血不足，失于濡养。

2）治疗

（1）内治

根据辨证，可分别用祛风宣肺、调和气血、补益心脾、疏肝理气、开达郁闭、益气固表合祛风、补益肺肾、益气祛风等不同治法，内服外敷，都能取得较为满意的效果。

风燥证：白斑光亮，上半身头面多见，或泛发于全身，发病快，病情进展快，以青壮年居多，舌红少苔，脉洪数。治宜散风润燥。方用二至丸加丹参、黑芝麻、防风、何首乌等。

湿热证：白斑呈淡褐色或粉红色，多发生在颜面七窍周围或颈项区域，往往夏秋进展快，冬春停滞。日晒或遇热，肤痒尤甚，舌淡红，苔薄黄，脉濡数。治宜除湿清热。方用萆薢四物汤。

寒凝证：白斑晦暗，多在下半身或四肢末端，病情进展缓慢，以中老年人居多，舌质淡，苔薄白，脉沉。治宜散寒通络。方用阳和汤与消风散化裁。

肝郁证：白斑淡红，多数局限于一处或者泛发全身，病程的进展常和情绪波动有关，以女性居多，可伴有月经不调，舌质瘀暗，苔少，脉弦数。治宜疏肝解郁，活血通络。方用疏肝活血祛风方加减。

肾虚证：白斑如瓷，分布无规律，病情的进展和劳倦相关，以男性为主，常伴有阳痿、肢倦、头昏等症，舌质淡，苔少，脉细弱。治宜补益肝肾。方用五子衍宗丸加减。

（2）外治

补骨脂200 g，白鲜皮、骨碎补各100 g，白蒺藜50 g，斑蝥10 g，菟丝子150 g，先将以上中药粉碎，加入适量75%乙醇和二甲基亚砜430 mL制成570 mL液体，浸泡7天，加压过滤，得棕色药液，若收回药液不足570 mL，则加入75%乙醇至570 mL，再加入赤霉素1 g，充分混合而成。每日外涂1～3次，酌情配合日晒。或用25%补骨脂酊外涂患处。配合神灯照射。

（3）针灸

辨证取穴：气血不和取血海、三阴交、足三里、曲池、风池穴；肝肾不足取肝俞、肾俞、命门、太溪、太冲、三阴交穴；瘀血阻滞取三阴交、血海、行间、风市、膈俞穴。

局部取穴：头面部取合谷、风池穴；胸腹部取中脘、膻中穴；上肢取曲池穴；下肢取血海、三阴交穴。

耳穴：肺、枕、内分泌、肾上腺。

梅花针：叩刺皮损区域。

灸法：取侠下穴（肱二头肌外侧缘中1／3与下1／3交界稍上方陷凹中）、癜风穴（中指末节鱼腹下缘正中指间关节横纹稍上方陷凹中），三棱针点刺出血，然后单侧癜风穴3壮，日1次，但不要发泡。（注：灸药有五倍子、桑叶、威灵仙、当归、川芎、白蔻仁各10 g，石菖蒲、白芥子各30 g，全蝎10 g，共研细末，备用）

上述诸法均可配合神灯照射。

（4）调摄护理：避免滥涂药物，以防损伤肤表，尤其面部，更宜慎重；适当增加日晒，可增加疗效，促进恢复；要有耐心，治疗时间必须足够长。色素开始恢复平均在治疗3周以后，须持续治疗3个月或更长时间；注意调节患者的免疫功能，培补正气。

9　皮肤干燥疾病

皮肤干燥疾病类型较多，主要包括皮肤干燥症、冬季皮肤干燥症、干燥综合征、皮肤脱屑、冬季手足皮肤皲裂症及冬季风瘙痒症。

皮肤干燥症　狭义的皮肤干燥症常见于维生素A缺乏病，是一种以皮肤干燥、甲错无泽为特征的疾病。本病可见于任何年龄，好发于体肤伸侧，病情进展缓慢，难于根除。冬日及干燥季节加重。

1）形成原因

（1）五劳七伤，内有干血，体肤失养。

（2）肝肾亏损，精血不足。

（3）热病伤阴，肌肤失于濡养。

2）症状特征

皮肤缺水、粗糙，常有皮屑，缺乏弹性和光泽，干瘪，易起皱纹。可见于任何年龄，干燥季节加重，如图6-10、图6-11。

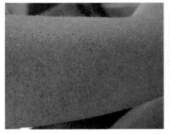
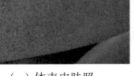
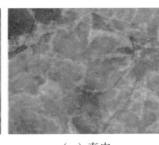

（a）体表皮肤照　　　　　（b）表皮　　　　　　（c）真皮

图6-10　21岁男性手臂皮肤干燥

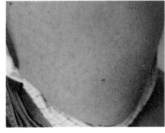
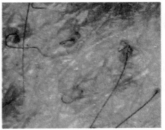
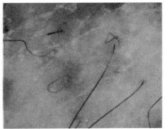

（a）体表皮肤照　　　　　（b）表皮　　　　　　（c）真皮

图6-11　21岁男性背部皮肤干燥

3）治疗

（1）内治

干血内瘀证：皮肤毛发干燥，体无膏泽，逐渐纹理粗重，面色黧黑，形体瘦削，两目黯黑，舌质瘀暗，脉涩滞。治宜活血化瘀，疏通经络。方用大黄䗪虫丸或血府逐瘀汤加减。

精血不足证：肌肤干燥，皮肤瘙痒，有细薄白屑，舌红少苔，脉沉无力。治宜滋阴养血，润燥生津。方用琼玉膏或滋燥养荣汤。

（2）外治

外涂护肤油脂，减少水分蒸发。

（3）调摄护理

忌食辛辣炙煿之品，戒除烟酒；多吃鲜嫩多汁的水果、蔬菜；减少热水烫浴，不可沐浴过勤。

冬季皮肤干燥症 也属皮肤干燥疾病的范畴，是一种以皮肤干燥、干涩、无光泽为特征的皮肤病，好发于冬季及干燥季节。初期肌肤干燥，体无膏泽，逐渐纹理粗重，皮肤类似枯鱼，或类似蛇皮。抚摸碍手，皮损多以伸侧为甚，春夏渐轻，秋冬加重。多因精血不足，津亏血瘀，肌肤失于营养所致。治拟滋阴养血，润燥生津，化瘀通络；方用血府逐瘀汤、增液汤加减。除治疗外应忌食辛辣鱼腥；多吃鲜嫩多汁的水果、青菜；戒除烟酒；减少热水烫浴；适当外涂护肤油脂，加强皮肤滋润保养。

干燥综合征 又称燥毒，是一种以燥盛毒蕴为病机，而致口、眼、鼻、皮肤等处干燥为特征的皮肤病，多见于中老年女性，病程较长，进展缓慢。初期双目干涩，如入沙粒，口干咽燥，唾津减少，唇干少泪，齿枯不润，喜欢喝水，皮肤枯涩，毛发焦枯。常因外受燥毒之邪，灼伤津液，或高热汗出伤阴，津液不能濡养脏腑、滋养皮肤所致。治宜养阴解毒，生津益血，补血润燥；方用养阴解毒汤、一贯煎加减。除药物治疗外，应忌食辛辣酒酪、肥甘油腻之品；多吃鲜嫩多汁的水果、蔬菜，如雪梨、西瓜、甘蔗、葡萄、哈密瓜、胡萝卜、银耳、黑木耳、山药等；外用护肤油脂、润肤霜等，加强皮肤保养。

皮肤脱屑 又称皮屑或鳞屑，是脱落的表皮细胞。正常表皮细胞每隔3～4周完全更换一次，其最后产物为角质，经常在不知不觉中脱落，属生理现象。病理性脱屑分为干性和油性两大类。

干性脱屑：皮屑细小干燥呈白色，层层脱落，鳞屑附于浅红色斑片之上，皮肤干燥，夏季轻，秋冬季重。病因病机常为先天禀赋不足，后天脾胃失养，风燥日久，伤阴耗血导致阴血亏虚，阴虚血燥，肌肤不润。治宜养血活血，滋阴祛风；方用养血润肤饮加减。治疗以内服药为主。适当沐浴；忌用热水烫洗；忌食辛辣刺激，可进食含蛋白质较多的食品，如海参、鸡蛋、木耳、胡桃、芝麻等；外涂润肤膏。

油性脱屑：皮肤有深红色斑块，大小不等；或早期为坚硬的毛囊性丘疹，触之棘手；或油性皮肤，肤色如常，往往夏季重秋冬轻，皮屑表现为油腻或结成灰色厚痂皮，痂下有轻度渗出或表面湿润，有时起脓疱，融合成片状，常伴臭味。多由肥腻饮食导致脾胃湿热，湿热浸淫肌肤所致。治宜清热利湿，祛风凉血；方用银翘散合土茯苓汤加减。外用紫草膏。切忌酒酪油腻辛辣之品，以素食为主；多吃鲜嫩多汁的水果、蔬菜；不宜过多洗烫；保持室内空气新鲜；不用刺激性药物。

冬季手足皮肤皲裂症 是一种以手足皮肤裂隙为特征的皮肤病。多见于体力劳动者，或接触酸碱异物所致。好发于手足经常磨擦的部位，如指尖、手掌、足跟、手足侧缘等处。病程缠绵，秋冬加剧。皮损表现为皮肤干燥龟裂，裂隙灼热刺痛，触之尤甚。浅者仅在皮肤表面，深者可达肌肉，容易出血，剧痛难忍，周围皮肤厚硬。常为冬季严寒，气候干燥，刺激皮肤，肌肤失养所致。治宜祛风散寒，养血润肤；方用当归桂枝汤、养血润肤饮加减。药汁内服，还可泡洗患处。香油调敷患处。本病预防甚为重要。劳动时应注意加强劳动保护，保暖、防寒；避免油垢浸渍，遵守操作流程；避免接触汽油、乙醚等化学物质；不用碱性过强的肥皂；冬季外涂护肤油脂；洗手、沐浴后及时外涂护肤品，如白及膏、防裂膏、润肌膏等，加强皮肤养护。

冬季风瘙痒症　中医病名为血风，多发于冬季，是一种以只有皮肤瘙痒而无原发皮肤损害，遇寒冷加重为特征的皮肤病。表现为皮肤干燥瘙痒，迭起细薄鳞屑，如糠似秕。皮肤肥厚，严重者则可出现苔藓样改变，好像牛颈项之皮，沐浴后缓解，但旋即又作，彻夜难眠。常为血虚不能滋养肌肤，风从内生所致。多见于老年人。治宜养血润燥、祛风止痒；方用养血润肤饮加减。除治疗外应忌食生冷，饮食有节；慎避风寒，适时增减衣服；常饮姜糖水；切忌热水洗烫、用力抓搔；内衣以棉织品为好；保持室内空气清新温暖。加强皮肤滋润保养。

10　荨麻疹

荨麻疹，是一种临床以皮肤出现瘙痒性风团，突然发生，迅速消退，不留任何痕迹为特征的病症。中医称为"瘾疹"，现代医学认为它是一种常见的皮肤血管反应性过敏性皮肤病。常表现为皮肤瘙痒，随即出现风团。风团可在身体的任何部位出现，呈鲜红色或苍白色。少数患者亦可仅有水肿性红斑。风团的大小、形态不一，可小如芝麻或米粒，大至巴掌，略高于周围皮肤。分布可呈散发性，亦可融合成环状、地图状等。风团的数目常随搔抓等刺激而扩大、增多。风团持续数分钟至数小时，少数可达数天，消退后不留痕迹，以后又可不断发生，时隐时现。患者自觉灼热，剧烈瘙痒，部分患者有怕冷、发热等症状。风团发生在消化道黏膜，则可引起腹泻、肠功能亢进现象。风团也可发生在气管、支气管黏膜上，严重时可引起呼吸困难，甚至发生窒息。部分患者以钝器在皮肤上轻划后，局部皮肤出现与划痕一致的风团性隆起，即称之为皮肤划痕试验阳性，这是一种特殊的检查方法。本病病程短则数日，长则数年。

1）形成原因

（1）机体卫表不固：机体卫表不固，风寒、风热之邪侵入肌肤腠理之间，与气血相搏，故皮肤出现风团。

（2）饮食不当：过食腥荤厚味，肠道积热，燥火动风，搏于皮毛腠理之间而发生本病。

（3）情志所伤：情志内伤、冲任失调，损伤人体精气，致使阴血亏损。气虚则卫外不固，受风邪侵犯，机体呈过敏状态；血虚则肌肤失养，化燥生风，风邪阻滞肌肤腠理而发本病。

2）症状特点

（1）皮肤出现瘙痒性风团，突然发生，迅速消退，不留任何痕迹。

（2）风团可在身体的任何部位出现，呈鲜红色或苍白色。少数患者亦可仅有水肿性红斑。

（3）风团的大小、形态不一，可小如芝麻或米粒，大至巴掌，略高于周围皮肤。分布可呈散发性，亦可融合成环状、地图状等。

（4）皮肤划痕试验阳性。风团外观如图6-12~6-15所示。

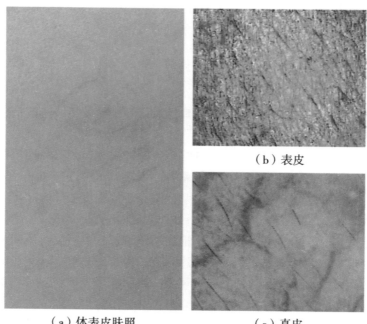

（a）体表皮肤照　　　　　　　（b）表皮

（c）真皮

图6-12　28岁女性右脸颊

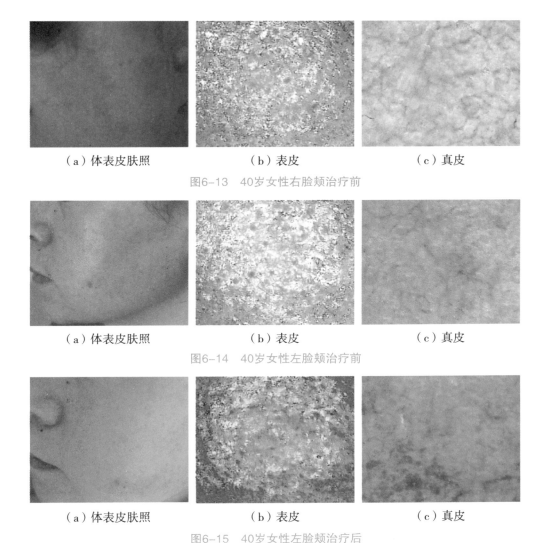

（a）体表皮肤照　　　　　　（b）表皮　　　　　　　　（c）真皮

图6-13　40岁女性右脸颊治疗前

（a）体表皮肤照　　　　　　（b）表皮　　　　　　　　（c）真皮

图6-14　40岁女性左脸颊治疗前

（a）体表皮肤照　　　　　　（b）表皮　　　　　　　　（c）真皮

图6-15　40岁女性左脸颊治疗后

3）治疗

风热型：面颊风团色红，面色微红，皮疹如小米粒大小，散在分布。面颊部奇痒难受，伴有全身微痒、口渴、咽干、小便黄、大便干。舌质稍红，苔薄黄，脉浮数。有因吃麻辣火锅等致食物过敏史。内服清热祛风中药，如防风通圣散、消风散等，加抗敏中药。

风寒型：面颊风团色白，面色苍白、皮疹如大米粒大，略高出周围皮肤，呈分散性分布。遇冷或吹风加剧，得暖可缓解，冬重夏轻，皮损以暴露部位为主。舌苔薄白。脉浮紧。内服祛风和营中药，如桂枝麻黄各半汤、玉屏风散等，加抗敏中药。

湿热型：面颊丘疹如针尖大小，面色红，腹胀痛，恶心，欲吐。舌苔厚腻，脉滑数。有过敏史。内服清热利湿祛风中药，如三黄片、三仁汤等，酌加抗敏中药。

血虚动风型：面色黄，面颊及颈部有地图状红晕、神疲，舌面有裂纹，舌边有齿痕，口唇淡，舌质淡，苔薄，脉濡。有过敏史。内服活血养血祛风中药，治风先治血，血行风自灭，方如四物汤、当归补血汤等。

另外，还有一种冬季冷荨麻疹，又称白疹，是一种以皮肤起风团疹块、遇冷则发、其色瓷白为特征的皮肤病。该病天阴雨冷则加剧，遇大风也加剧，得晴暖天气或着衣身暖则缓解。常始于面、手、足等暴露部位，大腿内侧等摩擦部位，逐渐泛及全身。病程长久，进展缓慢。皮损初期瘙痒，随即出现风团，疹色瓷白，隆出皮肤表面，稀疏散在，也可融合成片，触冷即发，逢暖则愈。常为阴寒之体质或阳气不足者，遇风冷之气侵犯所致。治宜祛风散寒，温补阳气，益气固表；方用玉屏风散合附子理中汤加减。本病除治疗外，须做好防护工作，注意防寒保暖，避免受冷风、冷水刺激；少食生冷瓜果，多食辣椒、萝卜、生姜、羊肉等温补食品，常饮姜糖水、红茶；保持室内空气清新温暖；加强皮肤滋润护养。

11 脂溢性皮炎

脂溢性皮炎，中医叫"面游风"，是一种发生在皮脂腺丰富的部位，因皮脂分泌过多而引起的炎症性皮肤病。本病好发于头皮、面部、耳后，或累及胸背、腋下、腹股沟等处。多见于成年人或新生儿。

西医认为本病与皮脂腺分泌皮脂过多有关。细菌感染、遗传因素、精神因素、饮食习惯亦被认为和本病的发生发展有一定的关系。

1）形成原因

本病内因为过食肥腻、辛辣和炙煿之品，或五志化火，或素体阳盛，积热在里；外因为触犯风湿热邪，以致热壅上焦。风热盛则偏干，湿热盛则偏油。

2）症状特征

皮损为散在性红色丘疹，或黄红斑片，表面油腻伴淡黄色油痂，或伴灰白色鳞屑，瘙痒。

3）治疗

（1）内治

湿热证：皮疹较红，皮肤油腻不爽，覆有较多油腻性鳞屑，刺痒感，咽干，口不渴，大便不爽，舌质偏红，纳呆，脉濡数。治宜清热利湿健脾。方用泻黄散加减。

血燥证：皮疹主要分布在头皮、颜面，散在少量丘疹，覆有灰白色糠秕状鳞屑，舌红，苔薄，脉数。治宜凉血清热疏风。方用凉血消风散加减。

虚热证：皮疹暗红色，反复发作，伴脱屑或油腻、微痒，多见于中年人，伴口干、心烦、失眠、耳鸣、腰酸、便干，舌红苔少，脉细数。治宜养阴清热。方用二至丸合知柏地黄丸化裁。

（2）外治

三黄洗剂或在100 mL三黄洗剂中加入氯霉素2 g，外涂患处，适用于湿热证；白芷、零陵香各等分，研为细末，香油调搽，适用于热盛风燥证。

（3）针灸

毫针：主穴取风池、风府、承山；配穴取肝俞、胆俞、脾俞，泻法，可不留针。

耳穴：取肝、脾、内分泌、枕、肾、肾上腺。每次3～4个，耳针或贴压。

（4）调摄护理

少食油腻、荤腥、甘甜的食物，多吃水果、蔬菜；生活规律，情绪平稳；忌用热水洗烫和刺激性强的外用药。

 12　皮脂溢出症

皮脂溢出症，中医称"白屑风"。是皮脂腺功能障碍所致的分泌过多，多见于青壮年，男性较多。可分油性皮脂溢出症和干性皮脂溢出症。前者可见颜面、头皮、鼻部异常油腻，有较多皮脂堵塞毛孔，易挤出白色线状软脂，常并发痤疮，易继发脂溢性脱发。后者可见头皮有较多白色细小鳞屑，层层叠叠，洗头后又生，日久头发逐渐稀疏脱落，进行性加重。

1）形成原因

（1）肌热风燥：素食辛热炙煿之品，内热郁积，复感风邪，郁而化燥，复又再生，以肌肤失养，燥痒白屑为主要表现。

（2）湿热内蕴：湿热循经上行于头面，以皮肤油光为主要表现。

西医对本病尚无定论，一般认为是体内性激素失衡，尤其雄激素水平增高，促使皮脂腺分泌增高所致。此外，还与个人体质、代谢障碍、遗传、全身病症有关。

2）症状特征

头皮、颜面油光滑亮，毛囊口扩大，覆有油腻性污垢或少量鳞屑，洗浴后仍有油腻感。或肌肤失养，头面可见大量干燥细碎白屑，层层飞起，脱之又生。

3）治疗

（1）内治

肌热风燥证：头面可见大量干燥细碎白屑，层层飞起，脱之又生。治宜凉血清热，消风止痒。方用凉血消风散加减。

湿热蕴蒸证：头皮、颜面油光滑亮，毛囊口扩大，覆有油腻性污垢或少量鳞屑，洗浴后仍有油腻感，舌红苔薄，脉滑数。治宜清热除湿，散风止痒。方用龙胆泻肝汤合消风散化裁。

（2）外治

参见脂溢性皮炎。

（3）调摄护理

少食辛辣、肥甘厚腻之品，宜食清淡食物，保持大便通畅；情绪要平稳，不宜长期紧张；洗头、面不宜过勤，也不宜用过热的水或碱性大的肥皂洗面，不宜用油性化妆品。

13 日光性皮炎

日光性皮炎是由于局部皮肤受过度的日光照射后引起的急性红斑或水泡性皮肤炎症。中医称日晒疮。本病易发生于夏季，往往于日晒后数小时出现皮损。轻者仅有轻度红斑，重者见水肿性红斑，边界清楚，局部有灼热、疼痛感，严重者可出现水泡或大泡，或伴有头痛、头昏、恶心、心悸、发热等全身症状。病程1～7日不等，皮疹消退后可有脱屑及轻度色素沉着。

1）形成原因

（1）热毒侵袭：盛夏酷暑，烈日当头，阳光暴晒，直射皮肤，致肌表气血沸腾，伤肤腐肉，致成日晒疮。

（2）湿毒搏结：暑多挟湿，暑湿热毒最伤肌肤，故出现水肿红斑、水泡等。

西医认为本病主要为日光中波长290~320 nm（UVB紫外线）所致。当紫外线被真皮吸收后，与毛细血管周围的蛋白质发生氧化反应产物，引起皮肤红斑反应；或当皮肤受UVB照射后，上皮细胞受损，释放组胺等化学介质，引起血管扩张或渗出。

2）症状特征

日晒后数小时出现皮损，轻者仅有轻度红斑，重者见水肿性红斑，边界清楚，局部有灼热、疼痛感，严重者可出现水泡或大泡。

3）治疗

（1）内治

热毒证：日晒部位先疼后损，皮肤掀红漫肿，表现紧绷光亮或有红色丘疹密布，局部刺痒或刺痛，舌红苔薄，脉数。治宜清热解毒祛暑。方用凉血五花汤加减。

湿毒证：暴晒部位出现弥漫性红斑，面积较大，肿胀明显，有大量水泡密布，部分破溃糜烂，自觉瘙痒，身热、口渴，眵多，小便短黄，舌红苔黄，脉滑数。治宜化湿解毒祛暑。方用甘露消毒丹加减。

（2）外治

蒲公英30 g，甘草20 g，金银花20 g，煎水外洗；三黄洗剂或炉甘石洗剂外涂。

（3）调摄护理

避免在烈日下工作劳动。加强日晒防护，外搽防晒护肤品，戴宽边遮阳帽，穿长袖衣、长裤。日晒是引起皮肤变黑和老化最主要的外因，故应养成使用防晒护肤品的习惯，即使在一般强度的阳光下也是如此。晒伤期间，可进食清热祛暑利湿的食物，如绿豆、西瓜、薏米、海带等。

14　化妆品皮炎

化妆品皮炎是接触性皮炎的一种，是皮肤或黏膜接触某些化妆品后，在接触部位所发生的急性炎症。中医称为"粉花疮"。患者多为喜用各种化妆品的女性。早期仅在涂抹化妆品的皮肤区域出现密集性小丘疹，呈淡红色或红色，边界清楚，伴有不同程度的瘙痒。日久留有色素沉着，皮肤粗糙。

1）形成原因

素体禀赋不耐，直接接触化妆品、染发水、首饰等，使毒邪停滞于肌肤，郁而化热，邪热与气血相搏结，发为红斑、肿胀、水泡等。

西医认为造成化妆品皮炎的原因主要有以下两方面。

（1）过敏反应：有些人在接触化妆品后经过一定潜伏期，在接触部位的皮肤黏膜上发生变态反应，引起皮炎。

（2）直接刺激反应：某些药物性化妆品如各种雀斑霜、粉刺露等，某些含有铅、汞等重金属的化妆品，还有一些劣质或变质的化妆品，它们均可以直接刺激皮肤而引起接触性皮炎。

2）症状特征

涂抹化妆品的皮肤区域出现密集性小丘疹，呈淡红色或红色，边界清楚，伴有不同程度的瘙痒，日久留有色素沉着和皮肤粗糙。

3）治疗

（1）内治

瘙痒型：多在化妆后即感到局部皮肤瘙痒、灼热或疼痛但无皮疹出现或很轻微。治宜清热凉血疏风，方用消风散加减。

皮炎型：在涂搽化妆品4～5天后发病，轻者局部瘙痒，红斑、脱屑，重者刺痒、灼痛，出现红斑、肿胀、丘疹、水泡甚至糜烂渗液。治宜清热凉血，方用皮炎汤（生石膏30 g，生地30 g，丹皮10 g，赤芍10 g，知母10 g，金银花10 g，连翘10 g，竹叶6 g，生甘草10 g；水煎服）。

色素沉着型：面部皮炎反复发作之后，出现色素沉着斑，重者可形成黑变病。治宜活血通络散结，方用六味地黄汤合桃红四物汤化裁。

痤疮型：前额、两颊和下颌部出现多数黑头粉刺、红色小丘疹，常见于30～40岁的中年妇女，主要和化妆品使用不当有关。治宜清宣肺热，方用枇杷清肺饮加减。

（2）外治

用青黛散（青黛60 g，石膏120 g，滑石120 g，黄柏60 g；研极细末，和匀备用）以冷开水调成糊状外敷，并随时用水湿润，不使干燥。或用蒲公英或野菊花30 g，煎汤待冷后湿敷。痤疮型可用颠倒散外敷。色素沉着者可用七白膏面膜综合护理。

（3）调摄护理

忌用热水、肥皂水烫洗；发病期间忌食腥发动风、辛辣刺激之物，饮食宜清淡。使用化妆品时，一旦皮肤发生瘙痒、红肿等，应立即停用。最好请皮肤科医生做皮肤斑贴试验，找出过敏原，以后避免使用。不宜同时使用多种化妆品，一般来讲，除臭增香、增白、滋润油腻、防晒祛斑等化妆品较易引起皮炎，故应少用。如一直使用某种化妆品，感觉良好，则不必随意更换品种。不可使用劣质、过期、假冒或感官性状不良（有气泡、异味，颜色不均、粗糙）的化妆品。

 ## 15　激素性皮炎

激素性皮炎是指长期外用含氟类固醇激素药物所致的皮肤炎症。开始表现为面部潮红、灼热、瘙痒。继而可有毛细血管扩张，有的表现为丘疹、结节、脓头。此时，若停用激素则症状加重，这是依赖现象，也叫"反跳性皮炎"，此时再用激素，需用强效或加大剂量，炎症才能缓解，如此反复形成恶性循环。经过反复炎症刺激的皮肤，最终导致皮肤色素沉着，成褐红色或黑灰色，甚至成为黑变病。

1）形成原因

素体禀赋不耐，湿热蕴结皮肤而发病。此时，如用药不慎，则湿热极易与药毒互结，气血瘀滞，导致本病。

西医认为激素皮炎大部分是由于面部痤疮、脂溢性皮炎和单纯糠疹等病滥用或长期应用激素软膏而导致的，其机制有以下几点：

（1）迟发性过敏皮炎反应；

（2）因含氟制剂刺激，使皮肤毛细血管扩张；

（3）久用激素引起面部菌群失调，致非致病乳酸杆菌、真菌及毛囊虫生长繁殖而引起感染性皮肤炎症；

（4）激素使毛囊、皮脂腺功能增强和肥大，引起痤疮型反应等。

2）症状特点

（1）滥用激素史；

（2）面部潮红、灼热、瘙痒，继而可有毛细血管扩张，有的表现为丘疹、结节、脓头；

（3）停用激素则症状加重，再用激素，需用强效或加大剂量，炎症才能缓解。其外观如图6-16所示。

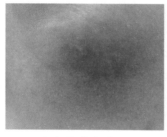 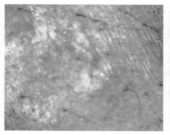 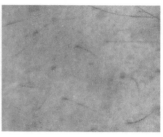

（a）体表皮肤照　　　　　（b）表皮　　　　　　（c）真皮

图6-16　30岁女性左脸颊治疗前

3）治疗

（1）内治

治宜清热解毒凉血，方用皮炎汤加减。丘疹、结节、脓头多者加夏枯草、连翘；瘙痒明显者加荆芥、菊花；色素沉着者重加三棱、红花。亦可用中成药：炎症明显者用龙胆泻肝丸；后期色素沉着明显者，用大黄䗪虫丸。

（2）外治

外涂、外敷急性期可用中药马齿苋60 g，煎水湿敷。参照化妆品皮炎、痤疮、黄褐斑，可进行面膜综合护理。

（3）针灸

毫针法：取穴大椎、风池、曲池、列缺、合谷，泻法。

耳穴：面颊、肺、脾、肾上腺、皮质下，耳针或贴压。

（4）调摄护理

马上停用激素，面部尽量不使用激素类药物，尤其不可长期、大面积使用。小儿面部禁用激素软膏。非用不可时，应先自小量、轻型、不含氟的激素小面积使用；外用含氟激素，如肤轻松、哈西奈德等时，应常更换使用品种。在使用激素期间或皮炎发病期间，饮食宜清淡，不吃辛辣刺激之物，保持大便通畅。

16　眼袋

眼袋，指眼部肌肉松弛，眼睑下垂、眼睑脂肪沉积的现象，中老年人多见。"五轮学说"称眼睑为"肉轮"。《素问集注·五脏生成》："脾主运化水谷之精，以生养肌肉，故主肉。"全身的肌肉均来自脾胃水谷精气，若脾虚，水谷运化无力，则肌肉松弛，眼袋下垂。随着年纪增长，上眼皮会逐渐下垂松弛，肌肉在渐失张力之时，会形成难看的眼袋。故临床需以补益脾胃为主，内服补益脾胃中药。外部加强局部护理，按摩阳白、印堂、攒竹、鱼腰、丝竹空、承泣、四白、睛明、太阳等穴。配合中药外敷，改善眼袋。

眼部的皮肤较薄，秋冬尤其容易出现因缺水而产生细纹，所以对眼周皮肤细心呵护是非常重要的。每天要有充足的睡眠，睡觉前尽量减少喝水，以免睡觉时水分积聚在眼部周围，形成眼袋。在化妆和卸妆时不要用力去擦抹眼部，晚上睡觉前可在眼部四周涂上眼霜，做轻柔的敲击动作，使营养成分渗入皮肤，待其完全渗透到皮肤内。加强眼部的特别护理，使用眼贴膜。这种腰果形状的修护贴大致可分为保湿、抗皱两大类，它们含有天然植物营养精华，可贴于上下眼睑，提供丰富的营养物质。使用时只需把膜片贴在眼部所需位置，便可达到除皱、保湿效果，能有效改善眼袋。

17 黑眼圈

黑眼圈，又称"眶周着色过度"，是一种以在眼睛周围的皮肤，包括上、下眼睑及邻近皮肤颜色加深为特征的疾病。可归咎于眼疲劳、月经不调、睡眠不好、遗传、慢性疾病等因素。造成黑眼圈的原因除了先天因素之外，眼皮较薄、眼部周围血管较粗，或是经常熬夜的人，都容易有黑眼圈的烦恼。大多数人简单地认为其是睡眠不足、熬夜而引起的。其实黑眼圈的形成远不止那么简单，有时甚至是很严重疾病的一个症状，如可以是异位性皮肤炎、慢性鼻窦炎、恶病质肿瘤疾病等患者的一个皮肤表征。只有明确成因，方可对症下药。

决定皮肤色泽深浅的因素包括血红素和其他有色物质，如胡萝卜素、黑色素等，而血红素又可分为色泽鲜红的含氧血红素（动脉血）及暗红色的不含氧血红素（静脉血）。因此黑眼圈的形成主要有氧合不足和色素沉着两种情况。氧合不足，是指眼眶周围静脉血回流不良，使局部的不含氧血红素含量偏高，从而导致黑眼圈的形成。这类黑眼圈清晨起床时特别明显，活动后减轻。原因是晚上睡觉时呼吸很浅，肺提供的氧气代偿不足，一旦起床运动后，肺的活动量增加，提供较多的氧气代偿后，症状有所缓解。所以一般心肺功能不好的人，常常因为不含氧血红素的比例偏高而表现出黑眼圈，在劳累、熬夜时更为明显。中医学将这一类原因归为瘀血内停，大黄䗪虫丸疗效确切。至于色素沉着型的黑眼圈，往往不会在一天中有所变化。它的形成可以是遗传，或使用劣质化妆品过敏导致皮肤炎症留下的色素沉着，或过度、过力按摩导致的色素沉着。黑眼圈的治疗绝对不能简单地使用脸部祛斑剂，若使用不当，会导致局部炎症、脱皮。治疗黑眼圈一定要明确原因，对症下药。同时，应加强眼部特别护理，经常做适度按摩，使用香熏眼贴膜，加强活血，保证睡眠等，只有这样，才能有效摆脱黑眼圈的阴影。

18 皱纹

皱纹是指皮肤起皱及松弛的现象，中老年人多见。肺主皮毛，皮毛依赖于卫气和津液的滋润和濡养。肺功能正常可宣发卫气，并输精于皮毛，故《素问·五脏生成》云："肺之合，皮也，其荣，毛也。"肺的功能失常，会导致皮肤过早或过多地出现皱纹。脸部过度的肌肉运动，如频繁皱眉头、夸张地大笑及视物不清时眯眼等动作，可造成皱眉纹、法令纹、鱼尾纹等各种纹路。抽烟本身产生的毒性物质会造成皮肤的伤害，而一吸一吐之间所运用到的口周围肌肉也会产生许多的皱纹。有调查发现抽烟会增加皱纹达47%。颈部皱纹的出现，与工作时的不良姿势有关。不当的肢体运动也会造成颈部肌肤的老化与松弛，诸如喜欢睡高枕头、总是低头做事、用脖子夹着电话筒等。睡眠姿势不当也会造成皱纹，长期的侧睡及压迫可能产生不对称的皱纹，一些人的额头旁边发现一些垂直的纹路，就是因为睡觉时的压迫所致。另外，日晒、喝水少、天气干燥等原因，也可加速皮肤起皱及松弛。

内服中药，补肺生津，可以补充水分，增加皮肤弹性；加强局部护理，运用中药外敷等，能明显改善皮肤皱纹。《普济方》记载了专治面部皱纹的经验方：栗子上薄皮，捣为末，蜜和涂面，有活血、润肤、展皱之功。《医部全录》称其可"令皮肉急皱可展，又治老人面皱"。方中栗子薄皮，既能活血、行血、荣润皮肤，又具收敛作用，可绷紧皮肤，和以润肤的白蜜，可使皮肤细腻，皱纹舒展。

颈部皱纹需要特别护理。在日常生活中，颈部的清洁、护肤、滋养与脸部保养同等重要。为颈部清洁和涂抹护肤品时，应从颈部最低处开始，双手交替由下向上轻推，以免造成皮肤松弛。坚持每天做一次美颈操：像钟摆一样左右摆动颈部；嘴唇缓缓作微笑状，将颈部尽量上仰，直到感觉肌肤拉到紧处，保持该姿势5秒钟；在锁骨与下颚之间，用左右手的手背轮流由内往外上下交替轻轻拍打。此操既可放松肌肉，又能改善皮肤松弛的状况。定期对颈部进行按摩，敷香熏颈膜等，可以减轻皱纹的痕迹。

目前，医学界使用A型肉毒毒素治疗皱纹取得了一定疗效。A型肉毒梭菌在生长繁殖过程中产生一种毒力极强的神经毒素，20世纪80年代初，被美国学者引入临床，对斜视、眼睑痉挛、面肌痉挛及痉挛性斜颈等神经病变导致的肌肉不自主运动性疾病进行试验性治疗，并取得满意的疗效。1989年12月，美国FDA正式批准A型肉毒毒素（商品名Oculinum）作为新药上市，成为第一个临床治疗用微生物毒素。2002年4月，FDA又批准该药增加新的适应证——暂时性消除面部皱纹。A型肉毒毒素使用后，一般效果可维持3~6个月。

19　肥大性瘢痕

　　瘢痕是皮肤结缔组织对创伤的正常反应，若这种反应超过正常范围的时候，即表现为肥大性瘢痕，并且可出现临床表现。如肥大性瘢痕长在颜面，影响美容，即成为损美性皮肤病。中医自古就认为瘢痕可治，并提出宜采用有养血、活血、化瘀功效的方药。其理论和实践为现今的中医临床提供了宝贵的经验。

　　早在马王堆汉墓的简帛医书《五十二病方》中，就有以"人恶"（精液）、轻粉等治疗瘢痕的记载。现存的第一部外科专书《刘涓子鬼遗方》也有"六物灭疤膏方"，其中以芍药、白敛等和合为药，涂治瘢痕。此后，《千金要方》《太平圣惠方》《本草纲目》等都有以中药治疗、预防瘢痕的记载，许多古医书还积极探讨瘢痕形成的原因及治疗。《证治准绳》曰："指爪破面，用生姜自然汁调轻粉，敷破处，更无瘢瑕。"也有根据消热解毒、祛风散结法制定的清泄湿热方，采用生大黄、白芷、白蒺藜、瓜蒌、浙贝母、五倍子、丹参、当归等药，按《中华人民共和国药典》标准制成摩膏，对缓解痒痛症状较好，能抑制高出皮肤的瘢痕形成。